スパイス活用超健康法

川田洋士 著
Hiroshi Kawata
武政三男 監修
Mitsuo Takemasa

Forest
2545
Shinsyo

はじめに――スーパーで買える〝漢方〟ひとふりが心身を元気にする

スパイスのもう一つの顔

「スパイス」と聞いて、あなたはどんなイメージを持ちますか？

「スパイスと言えば、カレーだよ。インドだね」

「味をおいしくする調味料。肉や魚の臭みを消すときにも使うかも」

「とにかく辛いものでしょ？　私は辛いものは苦手……」

「色や香りが食欲をそそるよね～」

などなど、スパイスに対するイメージは人それぞれでしょう。

ただ、みなさんにぜひお伝えしたいことがあります。

それは、**みなさんが持っているスパイスに対するイメージは、スパイスの特徴の一部分にすぎない**ということです。

味はインド風になるだけではありません。イタリアン風、中華風、フレンチ風、メキシカン風など、スパイスを活用した味のバリエーションはとても豊富です。

スパイスは辛いものだけではありません。辛くないものもたくさんあります。

そして何より、スパイスには、料理をおいしくしたり、見た目をあざやかにしたり、食材をより食べやすくするだけでなく、**「体・心の不調を整える」、つまり、私たちの心身の健康に大きな効果をもたらしてくれる**という特徴があるのです。

この本では、**スパイスの大きな特徴である「健康・美容」効果をクローズアップして、スパイスを活用した健康法**をお伝えしていきます。

スパイスが持つ薬事効果を活用する方法

詳しくは本書の中で詳しく解説しますが、スパイスは、**医学が発達する前から世界中で薬として活用されていました。**いわば、薬やサプリメントのルーツともいえます。

スパイスの主な薬事効果には、次のようなものがあります。

◎便秘改善

◎胃腸トラブルの緩和

◎腸内環境の調整

◎体内の解毒作用

◎糖尿病の改善（減糖効果）

◎自律神経失調症の改善

◎血流をサラサラにする
◎むくみ解消
◎関節痛・偏頭痛の緩和
◎ホルモンバランスの調整
◎認知症防止
◎二日酔い防止（肝機能の向上）
◎更年期障害の軽減
◎うつ病からの回復
◎ダイエット
◎美肌

などなど。ここで挙げたのはほんの一部です。
日本でスパイスと聞くと、一般的には冒頭に挙げたぐらいのイメージしかないかもしれませんが、ヨーロッパやアジア各国では、食文化はもちろん、健康・美容文化にも根付いています。

わかりやすいところでいえば、**インドの健康・幸福の哲学「アーユルヴェーダ」**にはスパイスは欠かせないアイテムであることはご存じの方も多いでしょう。ちなみに、**スパイス消費量世界一のインドには、認知症患者がほとんどいない**という研究結果も出ています。

日本でも、スパイスを**「セカンドサプリメント」**という感覚で、毎日の食生活に取り入れていけば、もっと健康で豊かな人生が送れると思うのです。

しかもスパイスがいいのは、**処方箋などは要らず、近所のスーパーで手軽に入手できる**点です。私は、スパイスを「スーパーで買える漢方」だとお伝えしています。

そんな手軽で、いつもの食事にふりかけるだけで体に溜まった毒素を出し、心身を元気にしてくれるスパイスを活用しないのは、とてももったいないと思いませんか？

この本では、**わざわざ特別に料理をしなくても、簡単にスパイスを取り入れて健康**

な心身が手に入る**「スパイス生活実践法」**をお伝えしていきます。

20年以上に及ぶ研究・実践に基づいた方法

申し遅れましたが、ここで私のことをお伝えさせてください。

私は現在、湘南・茅ヶ崎でインド料理店を営みながら、スパイスコーディネーターマスターとして、**業界内外でのスパイスのさらなる普及と、使用法の啓発、新しい活用法、楽しみ方などの指導**を行なっています。スパイスの研究・実践は、20年以上になります。

私のビジョンは、**「日本にスパイス文化を浸透させ、スパイスで世界をつなぐ」**。この本は、その1つの挑戦でもあります。

この挑戦に対して多大な応援してくださっている方が、本書の監修を引き受けてしてくださった**武政三男先生**です。私のスパイス研究の師匠でもあります。

武政先生は、スパイスコーディネーター協会の理事長としてスパイス活用の普及に努め、**日本国内はもちろん、欧米諸国のスパイス研究者に高く評価されている、日本におけるスパイス研究の第一人者**です。

そんな武政先生の世界最高峰の研究資料をベースにしながら、スパイスの健康・美容活用術をまとめたのが本書です。

第1章では、スパイスとハーブの違い、スパイスに対する日本人の勘違い、スパイスの主な働き、スパイスの歴史など、スパイスの全体像をお伝えしていきます。

「そんなウンチクより、早く健康法を知りたい！」という方は、第1章を飛ばして第2章から読み始めてもOKです。

第2章では、スパイスが持っている主な薬事効果ごとに、どのようなスパイスがどのようなメカニズムで私たちの心身に効果をもたらしてくれるのかを詳しく解説しています。

第3章では、近所のスーパーでも入手でき、使い勝手が良く、健康効果の高いスパイス14種類を厳選して、それぞれの特徴や活用法を図鑑的にまとめました。

第4章では、使いかけのスパイス活用法や保存法など、スパイスを使いこなすための基礎知識を中心に、ブレンドスパイスをつくって、複数の薬事効果を一度に効率的に取り入れるためのブレンドスパイスのつくり方やスパイス活用簡単レシピも紹介しています。

知識ゼロの方はもちろん、すでにスパイスを活用している方にもご満足いただける内容になっています。

この本を通してスパイスの健康効果を知り、日常の食事に取り入れ、あなたの心身が元気になるのなら、著者としてこれほどうれしいことはありません。

2018年7月　川田洋士

スパイス活用超健康法◎目次

第1章

スパイスは、人間とともに歩んできた必須アイテム

第2章 スパイスが体と脳を整える
——スパイスの健康効能大全

第3章

これだけは知っておきたい！スパイス14種のパワーと効能

第4章 スパイスを使いこなすための基礎知識

装幀◎河南祐介（FANTAGRAPH）
本文＆図版デザイン◎二神さやか
編集協力◎牧野森太郎
特別協力◎藤井壮、藤井真美
撮影（著者近影）◎アミタマリ
DTP◎株式会社キャップス

第1章

スパイスは、人間とともに歩んできた必須アイテム

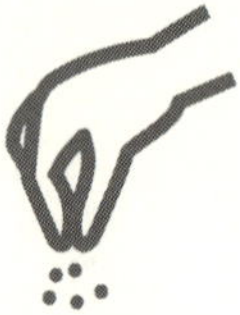

小さな粒に秘められたマジカルパワー

スパイスの世界へようこそ！

これからみなさんをスパイスの奥深い世界にご案内します。これまで知らなかったことも多いと思います、どうぞ、お楽しみください。

第1章では、人間とスパイスがどのように関わってきたかを紹介します。

そのなかで浮かび上がってくるのは、食事の味わいを深める働き以上に、**薬事効果、健康効果の重要性**です。これが本書を通じての大きなテーマになります。

また、**欧米と日本とのスパイス観の違い、使い方の違い**についても解説します。

日本では広い年代でカレーが好まれる一方、「スパイス＝辛い」という誤った認識もあります。**「スパイスは辛いものではない」**ということをぜひ知っていただきたいと思います。

そのほか、スパイスの定義、ハーブ系スパイスとドライ系スパイスの生産地や使い方、さらには世界史で主役を演じたスパイスについても触れます。

この章で、スパイスのいろいろな面を再認識してください。

インドだけじゃない！
全世界の食文化に息づいている

みなさんはスパイス、あるいは香辛料という言葉から何を連想しますか？

多くの人は「調味料の一種」と答えるかもしれませんね。確かに、トウガラシ（レッドペパー）やコショウ（ペパー）をかけるとどんな料理でもピリッとして、おいしくなります。

しかし、スパイスの働きは**「辛い味」だけではありません。「香り」「色」「味の奥行き」**など、料理の幅を広げるたくさんの効果が隠されていいます。

スパイシー料理の代表、カレーの複雑な味わいも香辛料が演出していることはご存じのとおりです。「カレー粉」という1つのスパイスがあるわけではなく、10種類以上のスパイスがオーケストラのようにハーモニーを奏でているのです。

インド料理店では、カレーだけでなく提供される料理のすべてにいろいろなスパイスが効いていますね。インドを中心とする熱帯アジアはスパイスの宝庫です。

欧米にもアジアとは違ったスパイス文化が息づいています。パセリ、バジル、ローズマリー、ローレル（ベイリーブス）、ニンニク（ガーリック）など、さまざまなフレッシュ系スパイスを活用し、深い味わいや香りをつくり出しています。

そして、**日本にも独自のスパイス文化**があります。

サンショウや**ワサビ**は、その代表格。日本料理には欠かすことができない名脇役ですよね。

このようにスパイスは、世界各地の食文化と密接にかかわりながら愛されてきたといえます。

味を調える以外の隠れたパワー

スパイスには、味や香りを調える以外にもっと奥深いパワーが秘められています。

日本原産のすばらしいスパイス、サンショウは昔から「小粒でぴりりと辛い」と表現されます。「ぴりりと辛い」とは、ただ単に味のことだけをいっているのではありません。

あの小さな実には**「サンショール」**という独特の成分が含まれ、**内臓の働きを活発にし、胃腸の解毒作用、殺菌効果がある**ことがわかっています。

漢方の生薬では、乾燥させたサンショウの種子を煎じたものが、**利尿、回虫駆除、健胃・整腸薬**として使われます。日本で生まれた七味唐辛子は、医薬品としての意味もありました。サンショウはその1つでもあります。

つまり、サンショウは、健康効果にかかわる大きな魔法の力を小さな粒の中に隠し持っているのです。

まさに孫悟空同様、小さいながら獅子奮迅の活躍といえます。

先祖たちが教えてくれるスパイス活用法

スパイスの偉大な薬事効果は、世界史にも登場します。それは意外な事実から判明しました。

舞台は紀元前３５００年の古代エジプトです。当時のエジプトでは死者が甦ると信じられ、死んだ王の遺体を腐敗しないように処理し、ミイラにして保存しました。ミイラにするためには、内臓や脳を取り去りアルカリ性の塩でバクテリアを殺したことがわかっています。

そのときに塩と一緒に使われたのが、アニス、クミン、シナモン、ニンニク（ガーリック）、マジョラムなどのスパイスだったのです。

つまり、スパイスの持つ強い殺菌力や芳香が、ミイラづくりに活用されていたのです。

また、ピラミッド建設に携わった労働者は、疲労回復のためにニンニクやタマネギ（オニオン）を食べていたという記録も残っています。後にスパイス貿易の要衝となるエジプトには、古代からスパイスが大活躍していたわけです。

さらに、旧石器時代（紀元前200万年）まで遡った遺跡からは、肉や魚の保存のためにある種の植物が使われた痕跡が発見されているそうです。**人間は狩猟生活の中で早くもスパイスの力を発見していた**ことになります。

私たち現代人のスパイスとの付き合い方は、先祖たちに学ぶべきことが多くあるはずです。

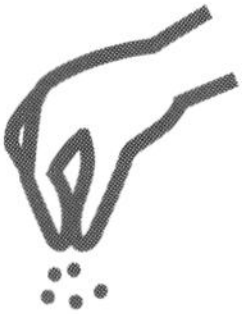

調理におけるスパイスの4つの働き

スパイスの基本作用

スパイスと医学が古くから密接だったというお話をしました。

しかし、考えようによっては、人工的に薬物をつくるノウハウなどない時代ですから、自然界にある植物を病気の治癒、体調管理に利用するのは当然の発想だったのかもしれません。現代流にいえば、フィトケミカルといったところでしょう。

古代から**薬理作用**、**抗菌作用**、**抗カビ作用**が認められていたスパイスですが、時代

スパイスが持つ4つの働き

基本作用	主なスパイス
香りづけ作用	オールスパイス、シナモン、バジル、デイル、ナツメグ、メース、フェネル、パセリ、アニス、クミン、ミント、カルダモン
辛味作用	ブラックペパー、ホワイトペパー、マスタード、わさび、さんしょう、しょうが
臭い消し作用	ガーリック、セージ、クローブ、ローズマリー、タイム、ローレル、オレガノ、コリアンダー
着色作用	ターメリック、サフラン、パプリカ

が中世、近世と進むと、次第に食文化が発展し、スパイスに求められる役割も幅を広げていきます。

調理の際にスパイスに求められる効果は、**「香りづけ作用」「辛味作用」「臭い消し作用」「着色作用」**にまとめられます。

これらは、現在、調理の目的に合わせた「スパイスの基本作用」と呼ばれています。

香りづけ作用は、ヨーロッパでは特に尊重する傾向にあります。フランスの煮込み料理に用いられるブーケガルニはその代表で、さわやかな香りで料理を引き立ててくれます。

また、台所でカレーをつくっていると、「今日はカレーだな」と嗅覚が刺激され、食欲をかき立てられますね。空気中に漂う香りは味覚よりも早く脳に達するため、ある意味、人への影響力が大きいのです。

あとで解説しますが、**食用になるハーブは、すべてスパイスの仲間**です。スパイスの多くは香りに特徴があるのです。

独特の辛味は、痛覚で感じる

辛味作用は、それぞれのスパイスが持つ刺激的なピリ辛風味です。

甘味、酸味、塩味、苦味、旨味は味の「五味」と呼ばれ、舌で感知しますが、辛味や苦味は喉や口腔内の皮膚感覚でとらえるという違いがあります。

さらにいうと、辛味は「熱さ」「痛さ」を感じるのと同じ痛覚で感じ取ります。英語のＨＯＴという単語は、熱さと辛さの両方の意味がありますね。

コショウ（ペパー）にはピペリン、トウガラシ（レッドペパー）にはカプサイシン、ショウガ（ジンジャー）にはショウガオールとジンゲロン、ニンニク（ガーリック）にはアリシン、ワサビにはアリルイソチオシアネートと、ひと口に辛味といっても、その成分・性質はさまざまで個性があります。これらを**ブレンドして奥深い味を出すことこそ、スパイスを楽しむ醍醐味**なのです。

1種類の辛さだけを突出して効かせる使い方は、正しいとはいえません。

臭い消し作用があるスパイスの代表がセージです。

古いドイツ語で豚肉（雌豚の塩漬け肉）をソーといい、腸詰めにするときひき肉の生臭さを消すためにセージを使いました。こうしてできた料理がソーセージです。セージはそのほかの肉料理にもよく使われます。

セージと並んで矯臭・脱臭作用が強いものにクローブ、タイム、オレガノなどがあります。どれも肉料理、魚料理に登場する、馴染みのあるスパイスですね。

当時は今ほど衛生環境も良くなく、流通する肉や魚の下処理も不十分で生臭かったのでしょう。それぞれのスパイスの香りを楽しむと同時に、素材の生臭さを消す役割として重宝していたと想像されます。

食欲を増進する、鮮やかな色の演出

着色作用の代表としては、ターメリック（ウコン）の黄色、サフランの黄金色、パプリカの赤色が挙げられます。いずれも香り、辛味は少ないスパイスですが、鮮やかな色は食欲を増進させてくれます。

カレーの黄色、パエリアの黄金色、ハンガリーの赤いスープは、料理そのものを象徴しています。

また、緑のパセリは料理の脇に添えたり、みじん切りにしてソテーの飾りにしますね。これを彩《あやどり》効果と呼びます。

スパイスのブレンドは、香りづけ、辛味、臭い消し、着色のそれぞれの作用を生かすために行なう作業です。ブレンドされたスパイスは料理をおいしくするいろいろな効果を総合的に持つことになります。

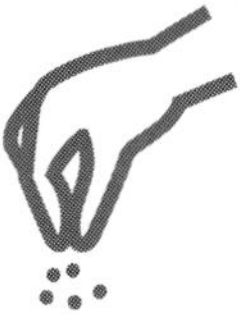

スパイスの使い方でわかる、日本にスパイスが浸透しない理由

日本では単独、ヨーロッパではブレンドが基本

日本にも独自のスパイス観が存在します。それはヨーロッパで発展した食文化とは異なる点が多いと考えられます。

ヨーロッパではスパイスをブレンドして総合的に使うのに対して、**日本ではピリッ**

日本と欧米におけるスパイスの使い方の違い

日本でのスパイスの使い方

- ○スパイスは辛い料理に使うものだと思っている
- ○薬くさいという印象が強く、合わない料理が多いと考える
- ○味つけの調味料として使用する
- ○スパイスを素材として食べることが多い
- ○単品で使うことが多い

欧米流のスパイスの使い方

- ○辛味と同様に、香りづけ、臭い消しの目的で使う
- ○油、酢、酒と一緒に使う
- ○単一の辛味や香りを強調することはない
- ○スパイスを加えた後で、加熱、フランベすることが多い
- ○使用後、使用中に取り除くことが多い
- ○ブレンドをして使用する

と効かせる薬味という考え方が主流です。

そば屋のテーブルには七味唐辛子が置いてありますね。できた料理に振りかけることが前提の使い方です。また、家庭でコショウ（ペパー）を使うときにも、調味用として料理の仕上げに振りかけるのが一般的です。

刺身につきもののワサビは、本来、臭み消し・毒消し作用を期待されるスパイスですが、今では薬味として独特の辛味を楽しみます。鰻の蒲焼きにはサンショウ、夏のそうめんにはショウガ（ジンジャー）が薬味として欠かせません。

一方、**ヨーロッパでは、スパイスが持つ4つの働きを総合させて使う**のが一般的です。そのためにいくつものスパイスをブレンドするのです。

ブレンドをすると、香りや辛味がマイルドになります。1種類のスパイスを際立たせることとは、ほとんどありません。1つのスパイスが強すぎると「オーバースパイス」と呼んで、失敗を意味します。

日本では、「コショウが効いていないよ」「ローズマリーの香りが弱いな」などといいますが、**ヨーロッパではどんなスパイスを使っているかわからないほうが正解**なのです。これは大きな違いです。

ヨーロッパ流のブレンドでは、3種類以上のスパイスを合わせるのが基本です。たとえば、イタリア料理ではオレガノ、バジル、マジョラムなどを混ぜ合わせます。オレガノだけでは個性が際立ってしまいますが、バジルやマジョラムをブレンドすることによってマイルドで万能なソースが仕上がるのです。

同様に肉や魚の臭い消しには、タイム、セージ、オレガノを一緒に使います。料理に辛味を効かせたいときは、コショウ、トウガラシ、ショウガを好みに応じてブレンドするのです。

「油や酢に香りを移す」という発想

ヨーロッパでは、ブレンドのテクニックとして、**油・酢・酒などに溶かす方法**も一般的です。

ペペロンチーノはスパゲティの定番メニューですね。イタリアでは、アーリオ・オーリオ・ペペロンチーノと呼ばれます。

アーリオがニンニク（ガーリック）、オーリオがオイル、そしてペペロンチーノがトウガラシ（カイエンペパー）です。その名のとおり、オリーブオイルにニンニクとトウガラシの風味をしっかりと移してつくる料理です。

茹で上がったスパゲティにガーリックパウダーとチリパウダーを振りかけても、あのおいしさを表現できるはずがありませんね。

マルシェ（市場）に行くと、数多くのピクルスが売られています。具材のバラエティもさることながら、それぞれに異なるスパイスやハーブを使って酢に漬け込んだ様子に目を奪われます。

もちろん、家庭でも独自の味を楽しんでいます。スパイスを活用した奥深い食文化といえます。

日本人は、本当はスパイス好き

一方、日本では子どもや高齢者はスパイスが嫌いだといわれます。

これは**１種類のスパイスだけを際立たせて使うことが原因**だと考えられます。

トウガラシやカラシ（マスタード）、ワサビ、ショウガなどを単品で味つけに使えば、確かにその辛さばかりが際立ってしまいます。「スパイスは辛い」という誤解が生まれるのもこのためです。

逆にカレーライスは子どもからお年寄りまで多くの人に好まれますが、通常、10～30種類のスパイスがブレンドされています。トンカツソースやトマトケチャップも同様です。

カレーはいろいろなスパイスを調合することによって、単一の味が突出することのない、深い味わいを演出しているのです。実は知らず知らずのうちに、本来のスパイスの良さを味わっているわけです。

これからは家庭でもヨーロッパ流の成熟したスパイスの使い方を学んで取り入れてほしいと願っています。

スパイスとハーブはどう違うのか？

ハーブは薬草、スパイスは食品

スパイスは、植物の葉、実、種、根、樹皮、花などいろいろな部分を原料にします。さらに生の「フレッシュ」と乾燥した「ドライ」があります。

漢方の生薬には一部、鉱物や動物が含まれますが、スパイスというカテゴリーに鉱物は含まれません。また、動物性のものもありません。

ここで問題です。

スパイスとハーブの関係

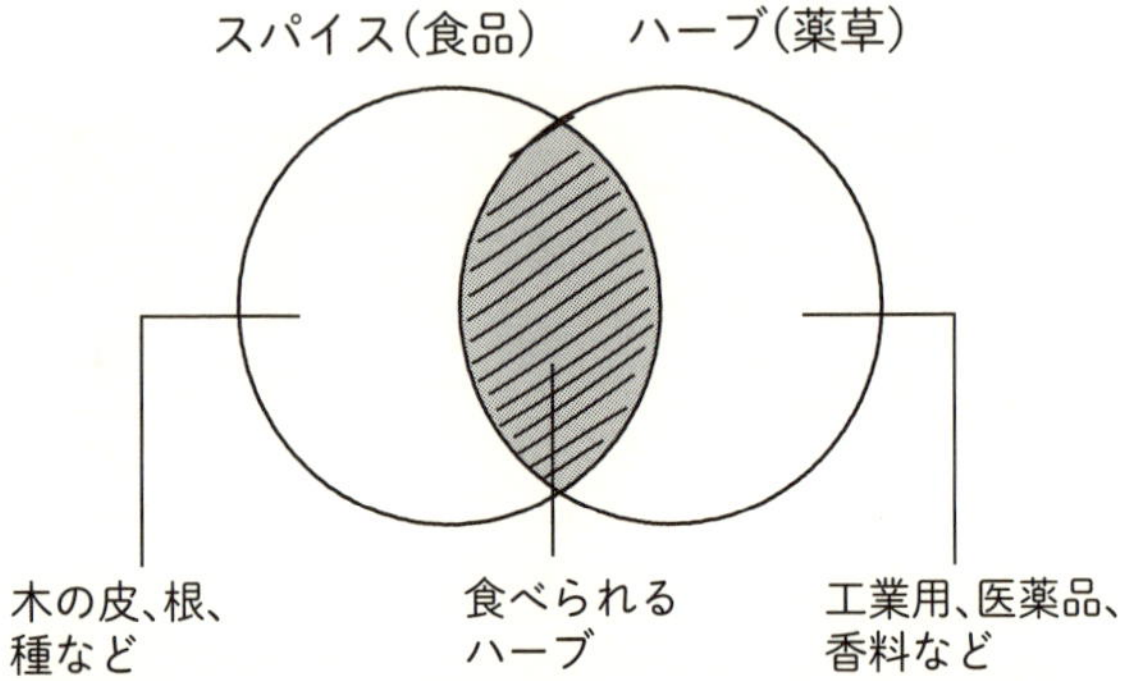

スパイスはすべて食用で、植物の葉のほか、種、根、皮も使う。一方のハーブは食用に向かないもの、工業用に使用されるものも含まれる。

一般的にスパイスと同じような解釈をされている言葉に「ハーブ」がありますね。スパイスとハーブはどこが違うのでしょう。みなさんは、その違いをご存じですか？

植物療法はその昔、スピリチュアルな儀式や魔術に使われていました。悪魔払いのシーンには必ず香りの強い植物が登場します。魔女が鍋でグツグツと煮てつくる秘薬や媚薬《びやく》（時には毒薬）は、さまざまな薬草やキノコ、コケが原料でした。その背景には大木やキノコには霊が宿っているという信仰があったのです。

ハーブ療法とは、植物療法のうち、大木やキノコを除いた草だけを活用することから発達しました。

つまり、霊が宿らない草本を利用しようというわけです。その後もヨーロッパの修道院では、ハーブが持つ保存作用や病理作用が研究されました。

つまり**ハーブは、薬品や薬物としての利用価値が高い草（薬草）**と考えられます。今でもハーブ（薬草）のなかには、薬剤や染料、香料（アロマ）、園芸・観賞用など食品以外に利用されるものが多くあります。

一方の**スパイスは食品としてのみ活用**されます。そして、大きな木の樹皮や根も使います。

この2点が大きな違いです。

口にしていいスパイス、危ないスパイス

キノコ狩りで山に入り、誤って毒性のあるものを食べてしまうという事故が、毎年のように報じられます。同じようにハーブを摘んで食中毒を起こすこともあります。よく似ていて間違えやすいものに、ニラとスイセン、ギョウジャニンニクとイヌサフランなどがあります。

スイセン、イヌサフランは薬理効果があるハーブの一種ですが、強い毒性があり、食べ方によっては食中毒の原因となり、最悪の場合には死亡事故につながることもあります。

そのほか、トリカブト、スズラン、フクジュソウなどで中毒を起こす事故が報告されています。「いい香りがするハーブだ」と思って安易に食用にしないよう、気をつけてください。

また、危険ドラッグ、違法ハーブなども、原料はアサやケシなどです。一部の品種は栽培にも許可が必要なものもあります。うっかり栽培すると罰せられることもありますので、注意が必要です。

スパイスコーディネーター協会のホームページでは、食用には向かないハーブに対する注意を常に呼びかけています。

なお、食品に関しては厚生労働省、それ以外の食品として利用するハーブに関しては農林水産省と管轄省庁も異なっています。

疑問に思うことがあれば、ホームページをチェックしてみてください。

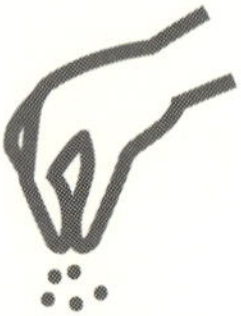

加工と使う部分で分類！スパイスの種類

サラダにも使えるスパイス

スパイスは世界中に７００種類もあるといわれています。ものすごい数ですね。これらのスパイスをいろいろな角度から分類してみましょう。

まず、加工の方法から考えてみます。

スーパーの生鮮コーナーに置かれているのが、**フレッシュ（生）のスパイス**です。代表的なものにバジル、パセリ、コリアンダー、ローズマリー、ルッコラなどがあります。ネギ、サンショウ、ワサビ、シソなど和風の素材もスパイスの仲間です。

生のままサラダに混ぜると、新鮮な味と香り、そして色合いを楽しむことができます。また、彩りとしてお皿の脇に添えて使うこともよくありますね。

ブーケガルニのように煮込み料理に使う場合は、さわやかな香りづけが目的となります。この場合も何種類かを束ねたり、袋に入れて「ブレンド」するのが一般的です。

そのほか、魚の香草焼きや肉料理の炒めものをするときにはオイルに香りを移して、臭い消しとして利用します。

香りが強い「ホール」、手軽に使える「パウダー」

乾燥させたドライスパイスは、香りが強く保存が効くのが特徴です。入手しやすいものにコショウ（ペパー）、シナモン、ナツメグ、クローブ、タイム、ローレル（ベイリーブス）、オールスパイスなどがあります。瓶詰めとしてスーパーの売り場の一角を占めていますね。

ドライスパイスはさらにいくつかの形状に分けられます。

ホールは、植物の果実、つぼみ、樹木の皮、葉、根が原型のまま売られているものです。ミルで挽いたときに立ち上る新鮮な香りがホールの特徴です。また、香りが長く持つので家庭での保存にも向いているといえます。

本格的なカレーづくりに挑戦するときには、ホールのスパイスを数種類、乳鉢ですりつぶして混ぜ合わせます（詳しくは第4章に解説）。オリジナルのブレンドをつくって小瓶に保存しておくこともできます。

ホールに対して、細かい粉にして使いやすくしたものが**パウダー**です。調味料のように量を加減しながら手軽に使うことができます。コショウやトウガラシ（レッドペパー）は、テーブルに置いてお好みで使用したりします。ブレンドもしやすくて便利ですが、香りが飛びやすいデメリットもあります。開封したら早めに使い切るようにしましょう。

また、**複数のスパイスをミックスしたパウダー商品**も売られています。ステーキ用、パエリア用など、スパイスのほかに塩や砂糖なども加えた「シーズニングスパイス」と呼ばれるものもあります。便利な入門商品といえるでしょう。

ホールとパウダーの中間に当たるのが「粗挽き」です。ホールの香りとパウダーの使いやすさを合わせた商品です。

使う部分によって分類

生で使うパセリやコリアンダーは葉や茎であることがすぐにわかりますが、乾燥させたスパイスのなかには、植物のどの部分を使っているのかわかりづらいものもあります。

植物の部分&使う部分による分類

加工法	部分	主なスパイス
フレッシュ	葉、茎	パセリ、コリアンダー、バジル、ローズマリー、タイム、ディル、ミント
	種	マスタード
	根・根茎	ショウガ、ワサビ
ドライ	葉、茎	ローレル(ベイリーブス)、タイム、オレガノ、セージ、バジル
	種子	アニス、クミン、ナツメグ、カルダモン、コリアンダーシード、マスタード
	果実	コショウ、トウガラシ、オールスパイス、パプリカ、バニラ
	根、根茎	ターメリック、ニンニク、ショウガ、ワサビ
	花	サフラン、クローブ、カモミール、ラベンダー
	樹皮	シナモン

タイム、ローレル（ベイリーブス）、セージ、バジルなどは、**葉**を乾燥させています。これらはフレッシュのままでも使いますよね。家庭菜園などで育てやすい品種もあります。自分で育てたスパイスを使えば、満足度もひとしおです。

　コショウ、トウガラシ、オールスパイス、パプリカ、バニラなどは、**植物の果実**です。バニラはラン科のつる性植物で、未熟の果実（さや）を収穫して発酵させることによって独特の甘い香りが生まれます。

アニス、クミン、ナツメグ、カルダモンなどは、**植物の種子**です。また、コリアンダーシード、ディルシード、フェネルシードなどは、**葉を生で使い、種は乾燥して使う**二度おいしいスパイスもあります。

サフランはめしべ、クローブはつぼみ

花を使うスパイスとしては、サフラン、クローブ、カモミールなどが挙げられます。きれいな黄色が特徴のサフランはクロッカスのめしべです。摘み取るのに手間がかかるうえ、大量に収穫できないため高価なスパイスです。

独特のT字型をしたクローブは、開花直前のつぼみを収穫して乾燥させたものです。形から原型を想像するのが難しいですね。

根や根茎を使うものにターメリック、ニンニク（ガーリック）、ショウガ（ジンジャー）、ワサビなどがあります。

みなさんはシナモンがどの部分から採るのかご存じですか？

シナモンは**樹皮**を手で巻いて乾燥させたものです。きれいに巻いたスティックは高級品で、砕いた木片はホールと呼んで次に価値があります。パウダーにして瓶に入れた汎用品が最もポピュラーです。

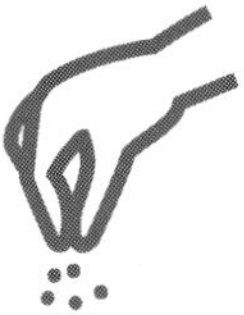

世界の生産地と使用量

世界のスパイス産地は、限定されている

スパイスが世界のどこで生産されているかを見てみましょう。

スパイスを主に生で使う**フレッシュ系**と、乾燥させて使う**ドライ系**に分けて世界の生産地を整理すると、おもしろい事実が明らかになります。

フレッシュ系のスパイスは、ヨーロッパや北米の温帯地方で主に生産されているのに対して、ドライ系は熱帯地方、それもアジアに集中しているのです。

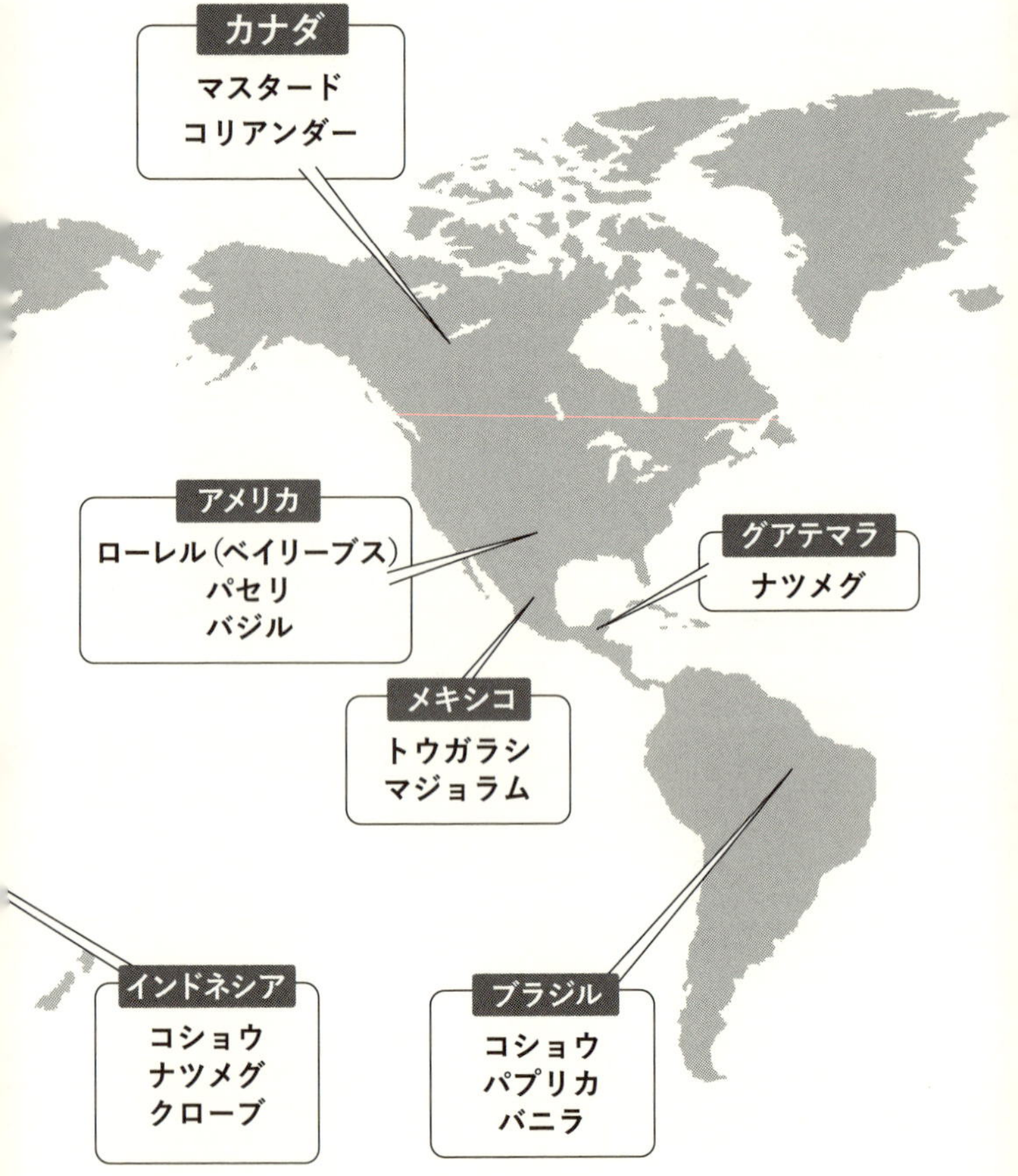
カナダ
マスタード
コリアンダー
アメリカ
ローレル（ベイリーブス）
パセリ
バジル
グアテマラ
ナツメグ
メキシコ
トウガラシ
マジョラム
インドネシア
コショウ
ナツメグ
クローブ
ブラジル
コショウ
パプリカ
バニラ

主なスパイスの生産地

参考文献:『スパイスなんでも小事典』

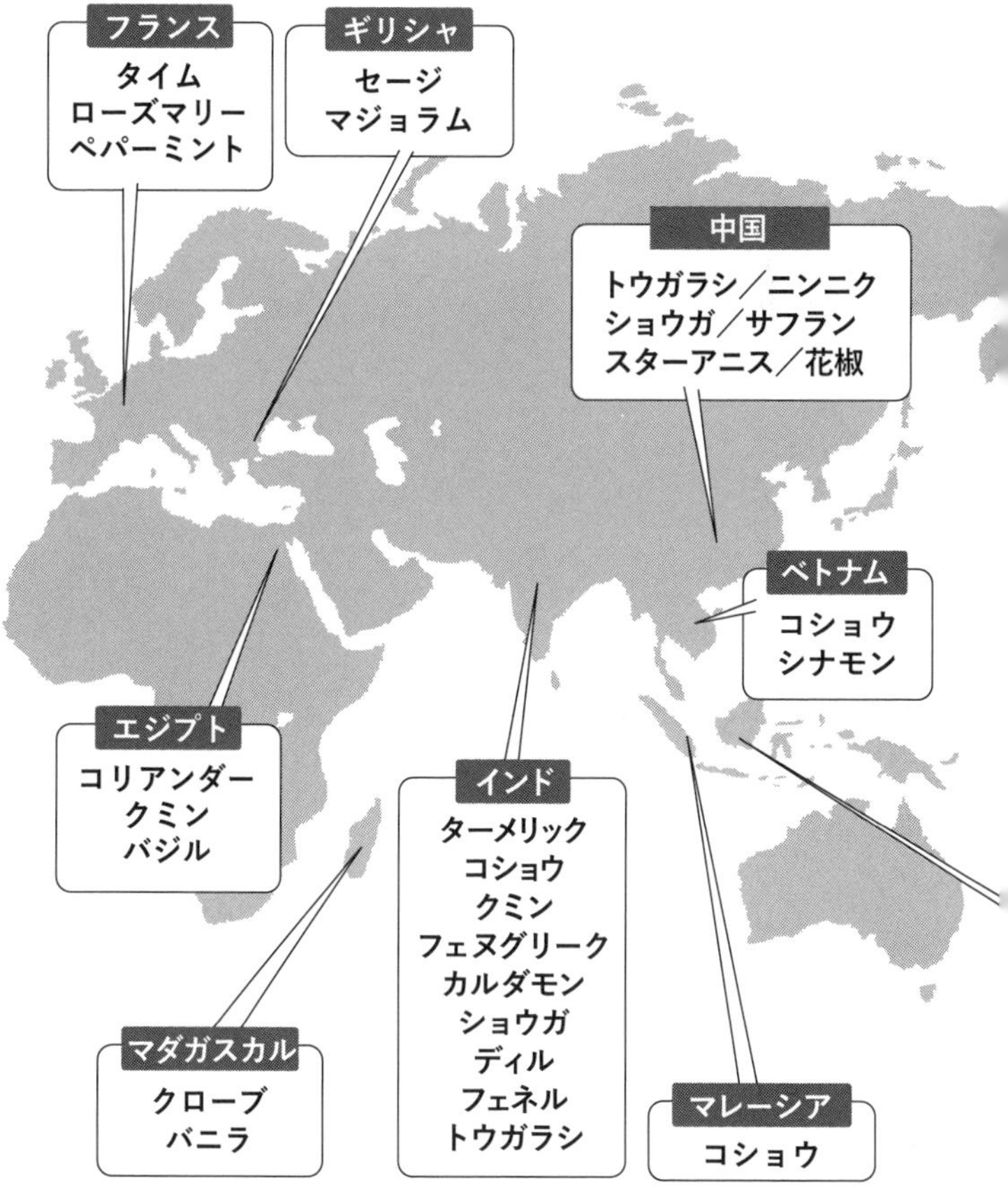

俗に4大ドライ系スパイスといわれるコショウ（ペパー）、ナツメグ、クローブ、シナモンの原産地と産地をまとめてみると、その傾向はさらにはっきりします。

原産地はもちろん、現代の主な産地も熱帯アジアに偏っています。

一部、南米やアフリカの産地もありますが、それは近代以降のプランテーション化で広まったと考えられます。

つまり、多くのドライ系スパイスは熱帯アジアの特産品であり、気候的に欧米での栽培は不可能なのです。

スパイス生産量は、インドがダントツ

次に国別の生産量を調べてみましょう。

なんと、**世界全体のスパイス生産量の約半分はインド**でつくられています。インドがトップであることは想像がつきますが、ここまでダントツとは驚きではないでしょ

世界のスパイス生産量

（単位：100万トン）

1	インド	2,255,800
2	中国	584,871
3	インドネシア	260,902
4	パキスタン	208,328
5	ナイジェリア	146,500
6	バングラディシュ	144,000
7	ベトナム	123,752
8	エチオピア	110,960
9	メキシコ	91,755
	その他	104,500
	合計	4,939,990

出典 SEO Japan

4大スパイスの原産地と主な産地

（単位：100万トン）

	原産地	産地
コショウ	インド南部	ベトナム、インドネシア、インド、ブラジル
ナツメグ	バンダ諸島（インドネシア）、東インド諸島	ガテマラ、インドネシア、インド、ネパール
クローブ	モルッカ諸島（インドネシア）、フィリピン	インドネシア、マダガスカル、タンザニア、スリランカ
シナモン	スリランカ	インドネシア、中国、ベトナム、スリランカ

※産地は2014年の上位4カ国

うか。

しかも、インドではスパイス品種の多くを生産しており、海外への輸出もトップです。トウガラシ（レッドペパー）、クミン、ターメリック、ナツメグをはじめ、多くで**世界一の輸出量**を誇っています。

さらに**消費量でもダントツの世界一**です。巨大な生産量の多くを国内消費に回しているというデータもあります。

インドが他に追随を許さないスパイス大国であることは間違いありませんね。

インドに続く生産国は、熱帯に位置するアジア、アフリカの国々です。中国は熱帯ではありませんが、温帯でも栽培可能なトウガラシ、ニンニク（ガーリック）、ショウガ（ジンジャー）などを多く生産しています。9位のメキシコも主な産物はトウガラシです。

インドを中心とする熱帯アジアが、今も昔もドライ系スパイスのハブであることは議論の余地がありません。

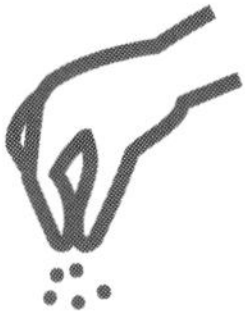

スパイスが演出した世界の歴史

中国の一帯一路は、古のスパイス街道

アジアの貴重なスパイスは、古代エジプトからギリシャ、ローマ時代を通じて東から西へと運ばれました。コショウ（ペパー）、シナモン、タイム、カルダモンなどが特に好まれていたことが古い資料に残っています。

ヨーロッパと同様にスパイスを手に入れていたのが中国でした。主に薬用として使っていたようで、5世紀の資料には頻繁にその記述が認められます。

当時のスパイスの交易ルートは海路と陸路がありましたが、それを地図に表すと、おもしろいことがわかります。なんと習近平率いる中国が提唱する経済圏構想、「一帯一路」とそっくりなのです。一帯一路は古のスパイス交易路をなぞる戦略構想といえそうです。

ルネサンス文化の影に、スパイス貿易

スパイスを巡って歴史が大きく動いたのは15世紀でした。現在のトルコに建国したオスマン帝国が力を増大し、1453年に東ローマ帝国を滅ぼして領土を東西に拡大したのです。

それまでヨーロッパとアジアを結ぶ航路は、アラビア半島とアフリカに挟まれた紅海が起点でした。ところが、陸路はもちろん、物流のほとんどを担っていた海路までもが、オスマン帝国に抑えられてしまったのです。

こうして東西貿易はアラブ商人が牛耳ることになりました。

アラブ商人と独占的に手を組んで繁栄したのが、イタリアのメディチ家でした。ドル箱のスパイスをはじめ、あらゆる物資がメディチ家を窓口としました。

こうしてメディ家は莫大な財産を築き、その財を持ってルネサンス文化の興隆に寄与したのです。レオナルド・ダ・ヴィンチもミケランジェロも、スパイスがなければ偉大な作品を残すことができなかったかもしれません。

大流行を巻き起こした小さな島の特産品

この頃、特に注目された不思議なスパイスがありました。

それが**クローブ**です。

クローブはモルッカ諸島の特産品です。モルッカ諸島はインドネシアのスラウェシ島の東、ニューギニア島の西に浮かぶ5つの小さな島々です。

何が不思議かといえば、クローブはこの小島でしか栽培ができなかったのです。しかも、原始的な生活を送る島民たちはその価値に見向きもせず、物々交換をしに来るインドやアラブの商人たちに売り渡すだけだったといいます。

はるか西方に伝えられたクローブは、**ヨーロッパで大流行**を巻き起こします。当時は野鳥や豚、羊、牛などの肉、さらにサケ、タラ、ニシン、マスなどの魚の塩漬けの消費・流通が盛んになっていました。クローブが持つ強い**防腐力**と**臭い消しの力**が、肉や魚の消費に欠かせないものとなったのです。

それだけではありません。**消化促進**、**健胃**、さらには**強壮剤**、**媚薬（性的興奮）**と、さまざまな効能がある万能薬として需要が爆発的に高まったのです。

当時は胃腸が悪い人が多かったにもかかわらず、定評のある薬も開発されていませんでした。クローブの人気は現代では想像もできないほど熱狂的だったそうです。

この後、モルッカ諸島の主権を巡って長く列強国の抗争が続きます。最終的にイギリスからモルッカ諸島を手に入れたオランダは、ニューヨークのマンハッタン島との引き換えに応じました。その事実だけでも、クローブの価値が推し量れるというものです。

人々の心をつかんだ香り

クローブと並ぶ価値があったのが、**ナツメグ**です。

ナツメグは、モルッカ諸島から100キロほど南に下ったバンダ諸島の特産品です。世界のどこにもないスパイスを生むモルッカとバンダは、合わせて香辛諸島（スパイス・アイランズ）と呼ばれました。

ナツメグは10メートルほどの高さになる常緑樹で、種子をナツメグ、種子を取り巻く仮種皮をメースといいます。つまり、ナツメグとメースは同じ植物から取れる兄弟スパイスです。

ナツメグにもクローブと同様の健康効果が認められましたが、その最大の価値は独特の甘い香りでした。それはカカオが発見されるまで、ケーキ、料理、飲料に欠かせない存在でした。

クローブとナツメグにインド産のコショウ（ペパー）を加えた3つのスパイスが、狂乱の大航海時代を演出したのです。

スパイスをめぐる列強国の争い

話を歴史に戻しましょう。

メディチ家の独占に業を煮やしたのが、当時の強国であったポルトガルとスペインでした。

ポルトガルはヴァスコ・ダ・ガマがアフリカの喜望峰を回るルートを拓き、1498年にインドの西海岸の町、カリカット（現在のコーリコード）を抑えました。

なぜ、ほかの大都市ではなく、カリカットだったのでしょうか？　カリカットはインド西南部に位置するコショウの集積地です。ポルトガルの目的はスパイスですから、真っ先にこの町を目指したわけです。

一方のスペインは、コロンブスが１４９２年に大西洋を越えてカリブ海の西インド諸島に到着。トウガラシ（レッドペパー）、タバコ、バニラ、トウモロコシ、ジャガイモなど、アメリカ大陸原産の作物を多くヨーロッパに持ち帰りました。

オールスパイスの原産国は、カリブ海のジャマイカです。クローブ、ナツメグ、シナモンという当時の高価なスパイスを合わせた香りがしたことからその名前がつきました。便利な代替品だったのかもしれません。オールスパイスもスペインの探検家が持ち帰ったお土産の１つです。

さらに17世紀になるとイギリスとオランダが東インド会社を設立し、アジアの主権争いに乗り出します。

インド、モルッカ諸島、バンダ諸島はもちろん、シナモンの原産地であるセイロン

(現在のスリランカ)、ベトナムなど、東南アジアの国々が争いに巻き込まれました。交易の要衝だったマレーシアのマラッカは、アラブ人によるイスラム化の後、ポルトガル、オランダ、イギリスと主権国がコロコロと変わりました。

スパイスを巡る列強国の争いが収まったのは19世紀になってからですから、実に400年近くも不安定な状態が続いたことになります。

第2章

スパイスが体と脳を整える
——スパイスの健康効能大全

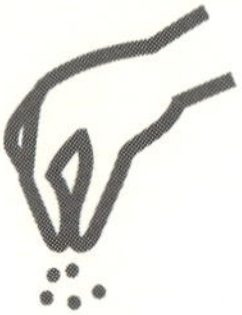

スパイスは、セカンドサプリメント

なぜホルモン焼きを食べると、疲れが取れるのか？

まず、こんな場面を思い浮かべてください。

「ああ、今日は忙しかった。みんなでホルモン焼きでも食べに行かない？」

仕事が終わった職場で、よく聞かれる会話ですね。

確かに疲れたときに、ニンニク（ガーリック）が効いたホルモン焼きを食べると、元気が回復するものです。

これは、単にお腹がいっぱいになったから元気が出たのではありません。**ニンニクに含まれる独特の香り成分、アリシン**が働いたと考えられるのです。

アリシンは、疲労回復を謳った薬やサプリメントによく配合されている有効成分です。そのパワーは多くの研究によって立証されています。

もちろん、医薬メーカーはニンニクを絞ってサプリにしているのではなく、最先端のテクノロジーを駆使して化学的に合成しています。

要するに、まったく同じ成分を「サプリから取るか」「ホルモン焼きから取るか」ということです。

ニンニクというスパイスは、セカンドサプリメントと呼びたいパワーを秘めているのです。

スパイスは、薬やサプリのルーツ

スパイスが持つパワーは、歴史を振り返るとよくわかります。

みなさんは、体調を崩したときにはどうしますか？

もちろん、市販の薬を飲んだり病院で治療を受けたりしますね。現代の医療で使われている薬の多くは症状に合った有効成分を化学的に合成し、それを錠剤や液体という摂取しやすい形に加工したものです。

では、ここで問題です。

薬品に用いられているさまざまな成分は、本来、どこから発見されたのでしょうか？

薬などない古代において、**体調を崩したときに頼りになったのは、植物の葉や根**でした。それを採って混ぜ合わせたり、加工したりしていたのです。

ヨーロッパでも中国でも長い間、薬用植物を処方していました。「風邪をひいて喉が痛い」「悪いものを食べて下痢が止まらない」というときには、それぞれの効能がある植物を煎じていたのです。

それが、いわゆる**生薬**です。

西洋医学が発達すると、薬用植物の成分をもっと効率的に利用しようという発想が生まれました。そして、植物の有効成分を抽出する技術が開発され、さらには化学的に合成することも可能になりました。

それが19世紀のことですから、意外と新しい技術といえます。

そこから進歩は加速します。

化学薬品の製造が大規模に行なわれるようになり、いくつもの有効成分がブレンドされた「胃薬」「総合感冒薬」「頭痛薬」などの商品が生まれました。病院でドクターが使う薬も同様です。これが医療の進歩を支えてきたわけです。

問題の答えは、**「薬用植物（スパイス）」**です。

今、ドラッグストアで販売されている薬の元祖は、薬用植物と考えられます。**スパイスは食品ですが、薬品やサプリのルーツ**といえるわけです。有効成分の抽出や合成はしないので薬とは異なりますが、より自然に近い形で健康にいい成分を含んでいるのです。

スパイスを食事に取り入れる際の注意点

健康づくりに貢献するスパイスですが、薬ではないので、**基本的に「胃腸の調子が悪いからスパイスを多めにしよう」というような使い方はしません。**インドでは、体調に合わせて分量を調整して使われる場合があります。

日常的に普段の食事に取り入れて食べているうちに、知らず知らずに健康になっている。そんな効果が期待できるのです。

もう1つの注意は、**スパイスはブレンドをして使う**ということです。単独で使用すると、味や風味が強くなりすぎる「オーバースパイス」という状況になります。

スパイスのブレンドと聞くと難しそうに感じますが、そんなことはありません。まずは、目的が同じ3種類を混ぜ合わせてみましょう。

◎**香りのスパイス**……ナツメグ、クローブ、シナモン

◎**辛味のスパイス**……ショウガ（ジンジャー）、トウガラシ（レッドペパー）、コショウ（ペパー）

◎**エスニックなスパイス**……コリアンダー、クミン、カルダモン

以上の9種類のスパイスに、きれいな黄色をつけるターメリックを加えた10種類は、カレーをつくるときの基本中の基本です。

私の師匠であり、本書の監修者である武政先生は、これを「カレー（華麗）なるブレンド」と呼んでいます。

また、辛味のスパイスの3種（ショウガ、黒コショウ、長コショウ）は、アーユルヴェーダで「トリカトゥー」と呼ばれ、体のエネルギーを高める配合のベースに使われます。

スーパーで10種類のスパイス（パウダー）を買ってきて、ターメリック以外の香り、辛味、エスニックのスパイスを1：1：1で混ぜて、新しい3つの瓶に入れてみてください。

これで基本のブレンドが完成です。

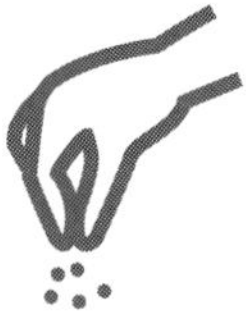

アーユルヴェーダも漢方薬も、スパイスがベース

健康・幸福の哲学「アーユルヴェーダ」

「スパイスが現代の薬の起源だ」という話をしましたが、世界各地の伝統医学でも広く処方されてきました。植物の根や種に含まれる成分が健康維持や病気の治癒に効果があることを経験的に知り、応用してきたのです。

その代表が、スパイス王国インドのアーユルヴェーダです。

今ではアーユルヴェーダといえばマッサージの一種と思っている人も多いようですが、本来は人間の健康・幸福を総体的に考えた奥深い哲学です。5～6世紀に体系化され、医学だけでなく、生命科学や精神世界にまで言及し、インドの人たちの生活に溶け込みました。

スパイスは、アーユルヴェーダに欠かせない要素です。インド人は今でも、毎日すり鉢（小さな石臼）でスパイスの粒をつぶし混ぜ合わせて使っています。

家族の健康状態を考慮して配合を変える知恵は、アーユルヴェーダの教義が生きている証拠といえるでしょう。

密接にリンクする漢方薬と薬膳

伝統医学といえば、中国医学を忘れてはいけません。

スパイスの英名と生薬名

英名	生薬名
ローレル（ベイリーブス）	月桂樹
クローブ	丁字（ちょうじ）
ナツメグ	肉豆蔻（にくずく）
カルダモン	小豆蔻（しょうずく）
シナモン	桂皮（けいひ）
フェネル	茴香（ういきょう）
ジンジャー	生姜（しょうが）
ガーリック	大蒜（おおびる）
ペパー	胡椒（こしょう）
ターメリック	鬱金（うこん）

漢方は中国から伝わって日本で研究された医学を指しますが（「漢方」とは、漢の方向から来たという意味）、基礎はもちろん中国医学にあります。**「人間も自然の一部」を基本理念**とし、なるべく自然にあるものを治療に使います。それが漢方薬に使われる生薬です。

生薬は植物の茎や根、貝殻や鉱物を素材とします。**日本で使われているスパイスの和名は、ほとんどが生薬名から取っています。**

中国料理と中国医学の関連は深く、薬膳がその代表です。料理を通じて健康を届けるという思想はアーユルヴェーダと通じるものがありますね。現代社会では食事はおいしく、楽しく取ることに主眼が置かれていますが、本来は**食事こそ健康維持の基礎**だったのです。

アジアリゾートで人気のＳＰＡでも、食事を組み合わせたメニューが増えています。ＳＰＡは単なるマッサージではありません。内面的な健康や精神的なリラクゼーションを重視した総合的なプログラムなのです。

ＳＰＡで取り入れられる食事ではスパイスやハーブが効果的に使われています。現地の自然素材を伝統的な方法で調理するのが特徴です。

アーユルヴェーダや薬膳を現代流に甦らせたものといえそうです。

スパイスパワーで健康管理

小さなスパイスの粒には、さまざまな効能が秘められています。スパイスを使った料理が好きな人でも、「健康にいいから」と思って食べている人は少ないはずです。でも、**知らず知らずのうちに恩恵に預かっている**わけです。

ここからは、**「食欲増進と消化吸収アップ」「肝機能を向上させる」「高血圧、糖尿病を防ぐ」「脂肪を燃焼させる」「美肌効果とホルモンバランス」「脳の活性化と認知症防止」**に分けて具体的な効能を解説していきます。

どの項目も興味深いものばかりではないでしょうか。

特に生活習慣病が心配な人は、スパイスの力を借りて**血液をサラサラにする**ことをおすすめします。血液の状態が良くなれば、血圧、血糖値、血中脂質を正常に保てます。ダイエットの効果もありますよ。

正しい知識を身につけて、スパイスパワーを毎日の食生活に生かしてください。

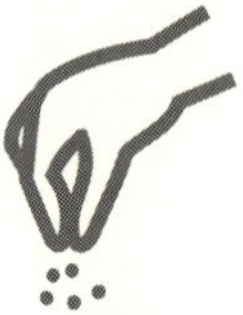

食欲増進と消化吸収アップ

なぜスパイスの香りが食欲を誘うのか？

スパイスには、それぞれ独特の味わいがあります。しかし、スパイスの持ち味は味覚だけではありません。

夕方、家に帰るとキッチンからカレーのいい香りが漂ってきたとします。

「あ、今日はカレーだ！」

そう思うと、急に食欲がわいてきますよね。

スパイスには「香り」というすばらしいパワーがあります。ある研究によると、**味覚よりも嗅覚に訴えるスパイスのほうが多い**のだそうです。

スパイスの香りは、嗅覚細胞を通してすばやく脳に伝わります。そして、さまざまな情報を伝えます。「いい香り＝食欲」もその1つです。味覚よりも先にファーストインプレッションを伝えるのですから、とても重要な役割といえます。

香りを伝える代表的な香辛料は、**ナツメグ**、**クローブ**、**シナモン**の3種類です。それぞれに特徴のある香りを持ちますが、重要なのは、単独で使わずにブレンドをすることとです。**1つの香りを際立たせずに、ブレンドをしてマイルドにするのが基本**なのです。

すでにご紹介したように、この3種類を1：1：1で混ぜて瓶に入れておきます。この配合は万能ですので、煮込み料理や肉の下ごしらえにオールマイティに使うことができます。

もし、馴れてきたら、ブレンドの比率を変えて好みの香りを強くしてみるのもおすすめです。自家製の香り高いスパイスが楽しめます。「牛肉料理のときには、ナツメグを多めにプラスする」という使い方もいいですね。

食卓に料理を並べたときに、みんなの食欲がアップすること請け合いです。

消化、吸収を促進するスパイスの種類

消化・吸収に威力を発揮するのは、**辛味成分のあるスパイス**です。

辛味成分を持つ代表的なスパイスは、**ショウガ（ジンジャー）**、**コショウ（ペパー）**、**トウガラシ（レッドペパー）**の3つです。

フレッシュ（生）を使ってもいいのですが、それぞれのパウダーをブレンドすると、比率もわかりやすく使い勝手が良くなります。

辛味のブレンドスパイスが胃に届くと、胃壁を刺激して胃液の分泌が盛んになりま

す。さらに胃の蠕動《ぜんどう》運動も盛んになって消化が進みます。

年配になると胃液が減る傾向にありますので、特にスパイスの助けが重要です。ただし、極度の辛さは胃壁を傷めますので、注意してください。

胃で消化された食物は、腸に移動して栄養素として吸収されます。腸でもマイルドな辛味成分が蠕動運動を促進して吸収を助けます。腸の動きが良くないと吸収が十分に進まず、せっかくの栄養素が便と一緒に排出されてしまいます。

よく「腹痛がする」「下痢をしやすい」という人は、胃腸の消化液分泌と蠕動運動が足りないと考えられます。辛味成分の効いたスパイスを使えば、消化・吸収が健全になるはずです。

辛さが苦手な人におすすめの秘策

ここで問題になるのが、「辛味成分のあるスパイス」という点です。

日本人には、「辛い」と聞いただけで敬遠する人がたくさんいるのです。

しかし、**「スパイスは辛い」という単純なイメージは、使い方を知らないために生じる誤解**です。

スパイスはブレンドをして使うものです。単独では辛いスパイスでも、ブレンドをするとマイルドになります。これは、先ほど解説をした香りと同様です。

ショウガ、コショウ、トウガラシにはそれぞれ、ジンゲロール、ピペリン、カプサイシンという独特の辛味成分が含まれています。いずれも**免疫力向上、抗酸化作用、脂肪燃焼作用**などいい効果を発揮します。

それぞれの辛味は単独で使うと強烈な刺激を感じます。トウガラシをそのまま口に入れると、火が出そうになりますね。

ところが、**3種類をミックスすると、不思議なことに辛さの刺激が抑えられます。**

ミックスすることによって相手の強さを緩和し合うからです。

注目すべきは、辛さはマイルドになるのに、**各スパイスが持つ有効成分が損なわれ**

ない点です。

スパイスは、突出した味や香りを際立たせるものではありません。むしろ、何のスパイスが使われているのかわからないように、抑えて使うのが基本なのです。

それでも「辛さが気になる」という人は、ブレンドしたスパイスをオブラートに包んで飲めば、効能だけを得ることができます。

まだまだある！　胃腸の健康に貢献するスパイス

辛味成分を持つスパイスのほかに、**ターメリック**、**カルダモン**、さらに**コリアンダーやフェネルの種子**に健胃効果が認められています。エスニックな料理を楽しむときは、ぜひこれらのスパイスを使ってください。知らず知らずのうちに胃腸が丈夫になりますよ。

◎カルダモン

アラブ諸国ではカルダモンは、コーヒーに入れる伝統があり、お客さんをもてなすときには欠かせない飲み物です。

また、北欧ではカルダモンを甘いパンやお菓子を焼くときに使っているそうです。砂糖カップ1に対してティースプーン1／2程度のカルダモンを混ぜると、カルダモン・シュガーができます。シナモンの代わりにアップルパイに使えば、個性ある自慢料理になるかもしれませんね。

カルダモンは、ハンバーグやミートローフなどの肉料理にもよく合いますが、香りが強いのでナツメグなどとブレンドして、少量を使えばいいでしょう。

◎フェネルの種子

本格的なインド料理の店に行くと、レジの脇に口直し用のスパイスが置いてあります。あれはフェネルの種子です。口臭予防とともに消化・吸収を良くする働きがあるといわれています。スパイス大国、インドの習慣だけに信憑《しんぴょう》性がありますね。

◎市販の胃腸薬に使われているスパイス

最後に市販の胃腸薬にどんなスパイスが配合されているか、チェックしてみましょう。

大正製薬の「大正漢方胃腸薬」の成分表を見ると、桂皮《けいひ》、茴香《ういきょう》、甘草《かんぞう》、芍薬《しゃくやく》、良《りょう》姜《きょう》と生薬が名を連ねています。馴染みのある名前に置き換えると、順にシナモン、フェネル、カンゾウ、シャクヤク、ショウガとなります。家庭でも常備できるものもありますね。

カンゾウは、漢方薬ではとてもポピュラーなマメ科の植物です。シャクヤクはきれいな花が思い浮かびますが、生薬として利用するときは根を使います。

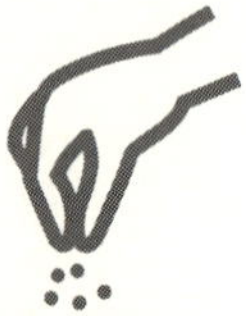

肝機能を向上させて疲労回復、二日酔い防止

ターメリックが肝臓の解毒作用を助けるメカニズム

「ウコン」を商品名に使った薬やサプリメントがヒットしています。効能はもちろん、肝機能アップですね。お酒を飲むと肝臓に負担がかかるので、宴会の前に一本飲むと

いう人も多いようです。

ウコンは生薬名で、漢字では「鬱金」と書きます。英名は「ターメリック」です。

ターメリックは、インド原産のショウガ科の植物で、根をスパイスとして利用します。食欲をそそるカレーの黄色は、ターメリックがつくり出しています。

肝臓は1・0〜1・5キロもある人間の体の中で一番大きな臓器です。

肝臓には約3000億個という膨大な数の肝細胞があり、2000種類以上の酵素を分泌しています。肝臓の主な仕事は、毒素の中和、栄養素の代謝、胆汁の生成です。

お酒に含まれるアルコールは、肝臓でアセトアルデヒドと水に分解されます。このうちのアセトアルデヒドは、有害な物質で人体に悪影響を及ぼします。お酒を飲みすぎて気分が悪くなるのは、解毒作業が追いつかないためです。

肝臓は、アセトアルデヒドをさらに分解し、無害な酢酸と水にします。肝臓が化学工場にたとえられるのは、このような働きがあるからです。

注目したいのは、**ターメリックに含まれる「クルクミン」という成分**です。

クルクミンは、ポリフェノールの一種で、独特の抗酸化作用を持つことがわかっています。

クルクミンは腸の中で酵素と反応して、さらに抗酸化力を増します。一説によると、腸から吸収されるときには10倍の解毒作用を持っているといわれています。

これが肝臓に入って解毒を助けるのです。まさにミラクルパワー、頼もしい力といえますね。

また、**ターメリックの精油成分**には、以下の効能も報告されています。

◎**ターメロン**……胆汁分泌促進
◎**シネオール**……胆汁と胃液の分泌促進
◎**α-クルクメン**……コレステロール融解
◎**クルクモール**……抗がん作用
◎**カンファー**……健胃・殺菌効果

ただし、**もともと肝臓に疾患のある人には、ターメリックの鉄分が逆に悪影響を与えるという研究もあります。**食品として取る程度では問題ありませんが、ドリンク剤を飲みすぎないように注意をしてください。

疲労回復に絶大な力を持つ、ニンニクの「アリシン」

ターメリックと並んで**肝臓の解毒作用を助ける**のが、ニンニク（ガーリック）です。ニンニクの香り成分である**アリシンは、ビタミンB1と結びついてアリシアミンとなり、疲労回復に絶大な力を発揮**します。このパワーを商品化したのが、「アリナミン」です。

韓国を代表する国民食、キムチは、真っ赤なトウガラシの印象が強烈ですが、ニンニクも大量に使用しています。韓国の人がマッコリやソジュなど強いお酒をたくさん飲めるのは、ニンニクの解毒パワーが奏功しているのかもしれません。

生のニンニクは強い香りを持ちますが、火を通すと弱くなります。それは、アリシンが加熱されることでアホエンに変化するからです。生でも臭いの弱い無臭ニンニクは、アリシンよりもアホエンが多い種類です。なお、「アホ」は、スペイン語でニンニクを意味する「ａｊｏ」に由来しています。

アホエンは男性ホルモンを増やすことも知られています。活力や前向きな精神力の源となります。

小さなゴマに秘められた大きな力

ゴマも強い抗酸化作用、解毒力を持つことがわかっています。ゴマに含まれるビタミンEは、ターメリックのクルクミンを抑えて、抗酸化力が最も強い成分といわれています。

また、ゴマに含まれる**セサミン**は、サプリの成分としてよく知られていますね。セサミンは、リグナンと呼ばれる抗酸化作用のある化合物を含んでおり、**肝機能向上に効果がある**とされています。

そのほか、ゴマは食物繊維やタンパク質も含みます。

「ゴマ粒」は小さいことを見下して使う表現ですが、とても優れた食材であることがわかります。料理の素材としてはもちろん、仕上がった一品にゴマを振って食べる習慣もおすすめです。

なお、肝臓は、解毒作用のほかに栄養素の代謝を行なっています。体内に吸収された糖質をエネルギー源としていろいろな器官に送り出し、一方で脂肪として備蓄するのも肝臓の仕事です。

肝機能が衰えると糖代謝が不全になり、生活習慣病になりやすいばかりか、太りやすい体質になります。スパイスの力を利用して、肝臓を元気に保ちたいものです。

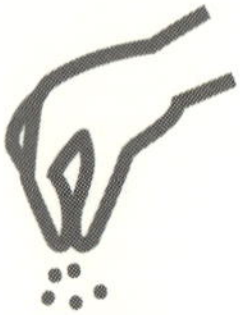

減塩、減糖の切り札

国民の4000万人は高血圧！スパイス減塩で高血圧を抑える

高血圧は、生活習慣病のなかでも最も患者数の多い病気です。

高血圧の基準値は「収縮時140 mmHg」ですが、130 mmHgを超えると「正常高値血圧」、いわば高血圧予備軍となります。テレビのコマーシャルでも盛んに訴えているように、「130 mmHgを超えると要注意」というわけです。

予備軍も含めた高血圧患者は、全国に4000万人もいるといわれています。つまり、**日本人の3人に1人は高血圧**という計算です。これは驚くべき数字ですね。

高血圧は周囲にも同類が多いだけに、「ちょっとくらい高くても大丈夫だろう」と軽視される傾向にあります。健康診断で「予備軍ですよ」といわれても、病院に行く人が少ないのです。

しかし、血圧が高いと血管が傷みやすくなり、糖尿病や脳梗塞、心筋梗塞など深刻な生活習慣病につながるリスクが高くなります。

高血圧を甘く見てはいけません。

高血圧になる原因はいくつかありますが、多くは塩分の取りすぎです。

日本人は伝統的に塩分が多い食事をしてきました。しょうゆ、味噌などの発酵食品は味つけには欠かせませんね。また、魚や魚卵、肉は塩漬けにして保存してきました。漬け物や梅干しなども、塩をたくさん使います。日本食は健康的と考えられていますが、塩分量という点では優秀とはいえません。

食生活が西洋風になった昭和50年代から日本人の塩分摂取量は減る傾向にありますが、今でもほかの国に比べれば多いほうです。

塩を取りすぎると、なぜ血圧が高くなるのでしょうか？

それは、血液の塩分濃度を下げるために血管が水分を吸収し、血液量が増えるからです。ホースを流れる水量が増えると、水圧が高くなるのと同じ理屈です。

なぜ、塩分濃度を一定にする必要があるかというと、体調を維持するホルモンがある塩分濃度でしか正しく働かないからです。人間の体は、とてもデリケートにできているのです。

高血圧の薬の多くは、利尿剤です。尿は、腎臓で血液をろ過することでつくられます。腎機能を促進し、尿をたくさんつくることで、血液中の水分を減らそうというわけです。

塩分の「オルタナス効果」を使いこなす

前置きが長くなりましたが、高血圧を改善するためには、塩分摂取量を減らすのがシンプルで効果的といえます。

人間の体を維持するために塩が必要だという人がいますが、それは誤りです。人間が誕生して狩猟、採取生活をしている時代には、塩そのものはありませんでした。塩は人類の発展とともに食生活に入ってきた、いわばぜいたく品です。塩気の薄いものは物足りなく感じ、塩気が効いているものはおいしく感じます。人間の生活が豊かになるにつれ、塩分が多くなってきたといえます。

要するに、**塩を使わなくてもおいしいと感じればいい**わけです。

ここで颯爽と登場するのが、スパイスです。**スパイスを効かせ、辛味や旨味を強くすることで塩分量を抑えることができます。**

スパイスの効いたカレーや地中海風のトマト煮込みには、塩を強くする必要がありませんね。それだけで味深く、満足感が得られるわけです。

同じ理屈で出汁をしっかりと取ったみそ汁は、薄味でもおいしいと感じるはずです。仕上げに七味唐辛子を使えば万全です。

このように、**塩の代わりにスパイスを使うことをオルタナス効果と呼びます**。国立循環器病研究センターでは塩分を控えめにする「かるしおプロジェクト」を提唱していますが、そのなかでもスパイスの代替効果を高く評価しています。

脳の塩分欲求をストップするスパイスはコレだ

トウガラシ（レッドペパー）は、単独でも減塩効果が期待できます。

興味深い実験を紹介しましょう。

トウガラシの辛味成分であるカプサイシンをわずかに添加したエサで育てたラットは、無添加のエサで育てたラットよりも食塩水を飲む量が少なかったというのです。同じ実験では、カプサイシンの液を直接、胃に入れても同じ効果があったそうです。これは味覚ではなく、カプサイシンの成分が塩分摂取を抑えたことを示しています。

ほど良い辛味のスパイスを長い間食べていると、だんだん減塩嗜好になるという報告もあります。実際にタイ人の塩分摂取量は1日10グラム以下で、日本人よりかなり少なくなっています。

また、**カレーパウダーを上手に使うと20～30%の塩分カットができる**という研究も報告されています。

塩は脳の一部が摂取を要求する、いわば麻薬的な物質と考えられています。**カプサイシンは、少量の塩で脳を満足させる、抑制力を持っている**のです。

そう考えてみると、みそ汁にトウガラシを使うことはとても理にかなっているといえますね。

そのほか、ニンニク（ガーリック）、カラシ（マスタード）、フェネル、タマネギ（オニオン）、ショウガ（ジンジャー）などには**利尿効果**があるとされています。血圧のコントロール、腎機能のアップに効果がありそうです。

コーヒー＋スパイスミックスが血液をサラサラにする

高血圧を抑制するのが減塩なら、糖尿病を防ぐには、減糖がポイントとなります。糖質は人間の活動には欠かせない栄養素ですが、必要以上に摂取すると、血液中にブドウ糖があふれ出します。

これが血糖値の高い状態で、よく血液ドロドロとかベトベトと表現されます。高血圧と同様に血糖値が高いと毛細血管が切れやすくなり、脳梗塞や心筋梗塞の原因となります。

血液はサラサラに限ります。

コーヒーが生活習慣病を防ぐという報告が、日本のがん研究会をはじめ、世界各地から上がっています。「1日にコーヒーを3～5杯飲む人は長生きをする」という説には信憑性があるようです。

ところが、コーヒーには砂糖がつきものです。せっかく健康を考えてコーヒーを飲んでも、そのたびに砂糖を入れるのでは血糖値が上がってしまいます。**特に年配の人は、味覚が鈍っているために砂糖を多く入れる傾向がある**といいます。

そこで試してほしいのが、**ブランデーに香りの基本スパイス（ナツメグ、クローブ、シナモン）と少量のクエン酸を溶かした、自家製の「スパイスミックス」**です。

これをコーヒーに加えると、不思議なことに苦味が消えて、砂糖なしでも飲みやすくなるのです。もちろん、コーヒーばかりでなく、渋味が気になるお茶にも使えます。

小さなスプレー容器を100円ショップで買ってスパイスミックスを入れておくと、携帯にも便利です。コーヒーに砂糖を入れようとしている人に、さっと取り出してスプレーを渡せば、しゃれたパフォーマンスにもなりますね。

また、**シナモンは、多くの動物実験で血糖値を下げるというレポートが出されています。**コーヒーとシナモン、またはスパイスミックスの組み合わせは、いい効果が期待できそうです。

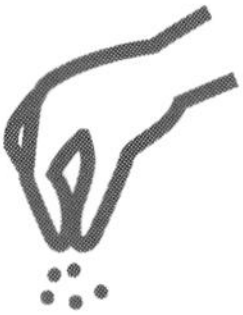

脂肪を燃焼し、肥満を解消

中性脂肪を増大させる食事とは？

三大生活習慣病といえば、「高血圧」「糖尿病」「脂質異常」です。

高血圧と血糖値については解説をしました。次に脂質異常について考えてみましょう。

脂質異常とは、わかりやすくいえばお腹につく中性脂肪、すなわち肥満のことです。

ここで問題です。

「脂身の多い焼き肉」と「きつねうどん」、中性脂肪が増えるのはどちらでしょう?

脂っこい食べ物が中性脂肪の原因と思っている人がいますが、それは間違った認識です。**中性脂肪は糖質の取りすぎによって増える**のです。したがって、答えは「きつねうどん」です。

糖質とは、炭水化物、砂糖、フルーツと考えてください。ビタミンやミネラルを多く含むフルーツは体に良さそうですが、果糖という吸収しやすい糖質を持っていて、食べすぎると太る原因になります。特に甘いフルーツは要注意です。

食事から取った糖質は、肝臓に運ばれ、エネルギー源として体のいろいろな部分に送られます。このときに余分な糖質は脂肪となって筋肉や肝臓に蓄えられるのです。いざというときのための銀行預金のようなものです。

ところが、消費が少なくて預金ばかりが多いと、ぼってりとした肥満状態になっていきます。銀行預金が多い分には幸せですが、お腹の中性脂肪はうれしくありませんね。

中性脂肪は見た目が悪いばかりでなく、血液の状態を悪化させます。これがメタボリックシンドロームです。

運動嫌いの人のための中性脂肪を減らす方法

お腹についた中性脂肪を減らすには、運動によって脂肪を燃焼させることが一番です。

でも、運動は億劫《おっくう》ですよね。そんな人はスパイスの力を活用してください。**脂肪の燃焼にはスパイスも貢献する**のです。

最も効果を発揮するのは辛味成分を持つスパイスです。なかでもトウガラシ（レッドペパー）に含まれる**カプサイシンの効果はバツグン**で、ダイエット系のサプリメントとして人気の素材です。カプサイシン・ダイエットという言葉も定着しています。

辛いトウガラシを食べると、体がかっと熱くなって汗が噴き出てきますね。これは脂肪が燃焼している証拠です。

なぜ、トウガラシを食べると脂肪が燃焼するかというと、カプサイシンがアドレナリンという興奮ホルモンの分泌を促すからです。アドレナリンは、脂肪の代謝を良くする働きがあるのです。

トウガラシを食べた直後に体温を計ってみると、体の深部体温がはっきりと上昇することがわかります。このときに体表面の血流が盛んに促されて、熱が放散するのです。汗をかきながら辛いものを食べると、脂肪が燃えていることを実感できますね。

ホット系スパイスと体重減少の関係

トウガラシと体重減少の関係を調べる実験も行なわれています。

カプサイシンと似たカプシエイトという物質を体重60キログラムに対して1日24グ

ラムずつ2週間与えたところ、体重が1・5％減少したという結果が報告されていま
す。また内臓脂肪も7％減少していたそうです。これははっきりした成果といえます。

どんな辛味成分でも効果があるかというとそうではありません。辛味成分を持つスパイスは、大きく2つに分けることができます。

◎**ホットタイプ**……トウガラシ、コショウ（ペパー）、ショウガ（ジンジャー）、タマネギ（オニオン）

◎**シャープタイプ**……ワサビ、カラシ（マスタード）

シャープタイプの辛味成分は揮発性で、食べるとすぐに鼻につんとくるのが特徴です。一方のホットタイプは、体がかっと熱くなります。

したがって、**脂肪燃焼に効果的なのはホットタイプ**です。太めが気になる人にはホ

ットタイプがおすすめです。

シャープタイプは湿布などに用いられ、筋肉の炎症を鎮める効果が認められていますが、体の脂肪を落とすことはありません。

体の酸化は、老化の原因

糖質の取りすぎにより中性脂肪が増えると、腹につくと同時に血液中にも脂肪が流れ出していきます。**中性脂肪は、血液をドロドロにする要因**となります。

中性脂肪と並んで述べられることが多いコレステロールですが、善玉コレステロール（HDLコレステロール）が多い分には気にする必要はありません。むしろエネルギー源を体の各部に運ぶ役割を担うために、ある程度多いほうがいいといわれています。

問題なのは、悪玉コレステロール（LDLコレステロール）です。

これは酸化されたコレステロールで、血管を傷つけて動脈硬化の原因となります。

血液の中で酸化を起こさないことが重要なのです。

そのほかにも酸化はいろいろな形で体の調子を悪くします。よく「体がサビる」と表現しますね。放置した釘が錆びるように、体の組織も錆びていくのです。

たとえば、皮膚の老化は、コラーゲンというタンパク質の組織が酸化することが原因です。また、脳の神経組織が酸化すると、思考力や記憶力が衰えます。

酸化を防止することで、多くの病気を防ぐことができるのです。

多くのスパイスは、抗酸化力を持っている

スパイスには、抗酸化力に優れたものが多くあります。

代表的なのは、**ニンニク**、**ゴマ**、**ターメリック**、**ローズマリー**、**タイム**、**ナツメグ**、**ショウガ**などです。また、**オレガノ**が持つカルバクロールという物質に特に強い抗酸化力があるという発表もされています。

さらに、**ニンニク、タマネギ、クローブ、クミン**には、血小板の凝固を抑制する働きがあるそうです。動脈硬化は、血管内壁の傷の周辺で血小板が固まることがきっかけで起こります。**これらのスパイスは動脈硬化を未然に防いでくれる**のです。

近年、強い抗酸化力があるとして注目されているのが、カカオ分70%以上のダークチョコレートです。健康効果を謳った多くの商品がスーパーの棚を賑わせていますね。健康効果の原動力と考えられるのが、カカオに含まれるカカオ・ポリフェノールです。なんと赤ワインのポリフェノールよりも数倍も強力なのだそうです。1日に25グラムほどダークチョコを食べると、血液の状態が改善するといいます。

先日、イタリア料理店でスパゲティの仕上げにココアを振りかけた料理を食べました。カカオはスパイスには分類されませんが、こんなスパイス的な使い方ができれば、恩恵に預かることも可能です。

抗酸化力のアップで免疫力も倍増

抗酸化力の強いスパイスは、油の酸化も防ぎます。食用油にクローブやタイムを入れておくと、香りが楽しめるうえに、油の劣化も防止できます。

もともとスパイスは薬用だったわけですから、その多くに抗酸化力があると考えてもいいのかもしれません。難しく考えずに、**スパイスを多めに取っていれば、自然と酸化が抑えられる**はずです。

体の抗酸化力がアップすると、免疫力が高まります。風邪、インフルエンザ、下痢、発熱などに悩まされることも少なくなります。子どもたちにも上手にスパイスを食べさせて、病気に強い体をつくってあげてください。

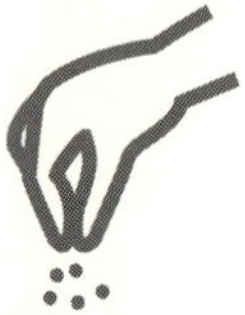

ホルモンバランスを整えて美肌効果、冷え性改善

女性特有の悩みの主原因

女性はエストロゲンとプロゲステロンという特有のホルモンを持っています。2つのホルモンは、脳の視床下部と下垂体からの指令に従って、卵巣から分泌されます。この指令系統の中心になっているのが「自律神経」です。

ホルモンバランスが健全であれば、生理周期が安定するだけでなく、肌や髪が美しく保たれ、女性らしい丸みを帯びた体型になります。

逆にホルモンバランスが乱れると、生理不順・だるさ・動悸《どうき》・発汗・食欲不振・下痢・便秘・不眠・冷え・精神的不安定など、さまざまな不快な症状が現れます。

これらは自律神経失調症の典型的な症状で、自律神経とホルモンバランスが密接な関係にあることを示しています。

つまり、**自律神経が不調になればホルモンバランスが乱れ、ホルモンバランスが乱れれば自律神経が不調になる**のです。

自律神経失調症の原因は、不規則な生活、睡眠不足、偏った食事、ストレスなどです。このような生活習慣の乱れによって、脳の欲求と体の働きが噛み合わない状態になるのです。

生活習慣が良好でも、ホルモンバランスが崩れやすい時期があります。

それは、思春期と閉経前後の更年期です。女性ホルモンは妊娠、出産を可能にするためのものですから、人生における2つの時期に不安定になるのも納得です。

女性が働くようになって、更年期障害が早まったといわれています。仕事によって生活が不規則になり、ストレスが増したことがその要因と考えられます。

ホルモンバランスに効くスパイス

ホルモンバランスを整える特効薬として知られているのが**サフラン**です。

サフランの持つ繊細な成分が、女性ホルモンのバランスを巧みに整えるのです。

サフランはアヤメ科の植物で、クロッカスに似ています。スパイスに利用されるのは花のめしべで、2週間という短い開花時に集中して摘み取ります。サフランが高価なのは、労力に対して少量しか収穫できないからです。

サフランを液体に浸すと、鮮やかな黄金色の色素が現れます。スペイン料理のパエリアや地中海の魚介料理の華やかな彩りは、サフランによるものです。

私のおすすめは、**「サフラン酒」**です。

ホワイトリカーを瓶に入れ、サフランをひとつまみ入れます。そうすると、すぐに鮮やかな色に変わります。これを夜、寝る前に小さなグラスに入れて飲めば、肌や髪がきれいになり冷え性も良くなります。きれいな色に加えてほのかな香りも楽しむことができます。

お酒が苦手という人は、**「サフラン・ティー」**がいいでしょう。水出しの麦茶に足すだけで簡単にできます。色を楽しみたければ、ミネラルウォーターでもいいですね。

サフランは高価だとお話ししましたが、たくさん使う必要はありません。ほんの少しで効果が期待できます。多すぎると、むしろ逆効果になることがありますので、気をつけましょう。

なお、**スパイス酒**は、サフラン以外のスパイスでもつくることができます。

シナモン酒、クローブ酒、フェネル酒、ミント酒など、好みのスパイスをホワイトリカーに漬ければいいのです。フェネル、コリアンダー、ターメリック、ゴマなどは美肌効果が期待できます。自分の体に合うものを見つけるといいでしょう。

何種類も用意しておけば、バーのように楽しむことができます。女子会でも自慢できるはずです。

なお、**水を加えると悪くなりますので、アルコール純度の高いお酒だけを使う**ようにしてください。

若返りの霊水

美肌効果といえば、ローズマリーをアルコールで蒸留してつくる**「ハンガリー水」**がよく知られています。

1360年頃、60歳を迎えた王妃エリザベートは、老いた自分の容姿に幻滅していました。ところが、ある日、啓示を受けて出会った隠者から「霊験あらたかな聖水」

の処方をしてもらいます。王妃は錬金術師に霊水をつくらせ、隠者のいうとおりに朝晩、顔に塗りました、すると、日に日に若返り、ついに若いポーランド王から求婚されたのでした……。

現在でもハンガリー水はローズマリーを中心としたスパイスをアルコールとともに蒸留して製造されています。

王妃エリザベートと同様の**若返り効果（アンチエイジング）**のほか、**精神安定**、**むくみ解消**などを謳った商品もあるようです。一度、試してみてはいかがでしょうか。

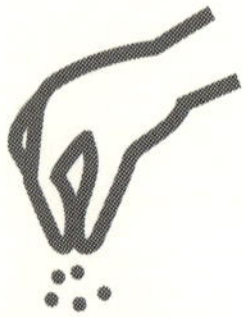

脳の血流をアップし、認知症も予防

認知症は、脳への血流不足が原因

三大生活習慣病といえば「高血圧」「糖尿病」「脂質異常」ですが、近年、恐ろしい仲間が加わりました。

それは「認知症」です。

「えーと、あの人の名前、何だっけ？」「えーと、アレ、アレ」そんな経験は誰にでもありますね。そんなとき、「年を取ったから仕方ない」と、あきらめていませんか？

そこに大きな落とし穴があります。

加齢による物忘れと認知症とでは、原因がまったく違います。「え、オレの物忘れはどっちだ？」と不安を感じたら、きちんと検査を受けることをおすすめします。認知症なのか、単なる加齢による物忘れなのか、すぐに判定することができます。

認知症は、脳の神経細胞にアミロイドβというタンパク質の一種とタウタンパク質が溜まることで発症します。アミロイドβが溜まると、脳の組織が萎縮して思考力や記憶力が衰えていくのです。

症状が深刻になると、自分の家族の顔が認識できなくなったり、電子レンジの使い方がわからなくて呆然としたりします。加齢による物忘れでは、そんなことは絶対に起こりません。

認知症は生活習慣病の終着駅

それでは、**なぜ脳の神経細胞にアミロイドβが溜まるのでしょうか？**

それは、脳の血流が悪くなるからです。血液がドロドロになると、脳に流れる血液の量が不十分になります。

考えてみてください。脳は人間の体で一番高い頭の上にありますね。重力に逆らって真上に血液を送るのですから、大変な力が必要になります。血液がドロドロでは、脳の血流が悪くなって当然です。

血液がドロドロになる理由は、糖質の多い食事、運動不足、喫煙、不規則な生活などです。そうです、三大生活習慣病と同じですね。ある認知症予防医の先生は、認知症を「生活習慣病の終着駅」と呼んでいます。

加齢による物忘れは避けられませんが、認知症は予防できるということです。前向きに考えてみましょう。

認知症は40歳からじわじわと進行を始め、65歳頃に発症のピークを迎えます。早くから生活習慣を見直せば、たとえその予備軍であっても健常に戻ることが可能なのです。

一挙公開！　脳を若返らせ、活性化させるスパイス

1つ興味深いデータを紹介しましょう。

インド人には認知症が極端に少ないというのです。ある研究によるとアメリカ人の4分の1だそうです。これは注目に値しますね。

とはいっても、インド人の生活習慣が優秀だとは思えません。喫煙率も高いし、糖質が多い米もよく食べます。

彼らに認知症が少ないのは、カレーによく使うターメリックの影響という説が有力

です。

ターメリックに含まれるクルクミンがアミロイドβの蓄積を防ぐのだそうです。

40代になったら、週に一度はカレーを食べたほうがいいかもしれません。

また、脳への血流を良くするためには、辛味の効いたホットタイプのスパイスが有効です。

トウガラシ（レッドペパー）、コショウ（ペパー）、ショウガ（ジンジャー）、タマネギ（オニオン）などが、代謝を良くして血流を促してくれるのです。また、興奮ホルモンであるアドレナリンの分泌を促し、脳を刺激する効果も期待できます。

「辛い！」と感じるほどたくさん取る必要はありません。食事のたびに少しずつ利用して、自然に食べる習慣をつくるのがベストです。

ローズマリーには、脳を若返らせる効果があるといわれています。ローズマリーの香りは頭をすっきりとさせるとして、アロマでも人気ですね。

その秘密は、ローズマリーに含まれている**ロスマリン酸というポリフェノール**です。

ロスマリン酸はシソ科のスパイスに多く含まれています。したがって、ミント、タイム、セージ、レモンバーム、シソにも同様の効果が期待できることになります。

そのほか、クミン、ターメリック、カラシ（マスタード）には、活力をアップさせる物質が含まれています。60代になると、うつから認知症に進むケースも多く報告されています。いつも精神状態を前向きにして、元気に過ごすことも大切です。

コショウが老人の誤嚥を防ぐ

コショウが高齢者の誤嚥《ごえん》を予防するという研究結果を、東北大大学院老年病態チームが「アメリカ老年医学会誌」に発表しました。

誤嚥とは、飲み下す力が衰えることによって、食道ではなく気管に食べ物や唾液が入ってしまうことです。誤嚥は肺炎の原因であり、命にかかわることも少なくありません。

研究チームは、平均年齢85歳の男女105人を3つのグループに分け、毎食事前に黒コショウの精油、ラベンダーの精油、水を嗅いでもらう実験を1カ月間、行ないました。

すると、実験前は嚥下反射の平均が15〜17秒だったのが、黒コショウの匂いを嗅いだグループだけが平均約4秒と大幅に改善されたというのです。また、嚥下の回数も増えたそうです。

黒コショウは、誤嚥防止に大いに役立ちそうです。

コショウは、腸の蠕動運動を活発にすることもわかっています。盛んな蠕動運動は消化吸収を助け、栄養の偏りを防ぎます。

高齢者の栄養不足は、気力や体力の減退の大きな要因となります。コショウを料理に使うことによって、腸の動きを良くして、効率良く栄養を取るようにしましょう。

脳にいい食べ方、生活習慣

よく噛む習慣が脳の血流を増やすことが知られています。

日本顎咬合学会によると、口に入れた食べ物を1回噛むごとに3・5ミリリットルの血液が脳に送り込まれるのだそうです。噛むことで脳へつながる血管に圧力が加わり、脳の血流が促進されるのです。ひと口食べたら、30回噛むのが理想です。

脳を怠けさせずに使うことも重要です。新聞を読んだり、手紙を書いたりするのはいいことです。100から7を引いていく計算が有効ともいわれています。朝、散歩をしながら、簡単な計算をすると脳が活性化します。

逆にぼうっとテレビを眺めているのは良くありません。脳が受け身になってしまうのです。テレビの番人になっていないか、注意をしてください。

お風呂も血流をよくする効果があります。少し温《ぬる》めのお風呂にゆっくりと入るのが

各スパイスと効用のまとめ

	食欲増進	消化吸収	肝機能向上（解毒）	脂肪燃焼	抗酸化作用	ホルモンバランス
ニンニク		○	○		○	
ショウガ		○		○	○	
コショウ		○		○		
トウガラシ		○		◎		
ナツメグ	○				○	
クローブ	○					
シナモン	○					
ターメリック	○	○	◎		○	
サフラン						◎
ローズマリー					○	
フェネル		○				○
タイム					○	
ゴマ			○		○	
カルダモン		○				

いいそうです。

熱いお湯が好きな人もいますが、急激に血圧が上がる危険性があります。のんびりとおいしい夕食のことでも考えながら入るのがいいでしょう。

また、アミロイドβを溜めないためには、**質のいい睡眠**が不可欠であることがわかっています。ぐっすりと眠ると、溜まりかけていた悪いタンパク質がきれいに掃除されるのだそうです。

パソコンやスマートフォンは早めにオフにして、スパイス酒でも飲んで気持ち良く休むようにしてください。

第3章

これだけは知っておきたい！スパイス14種のパワーと効能

世界中で最も愛される、万能スパイス

コショウ（ペパー）

学　名：Piper nigrum L.
科　名：コショウ科　多年生草
英　名：Pepper
原産地：インド南西マラバー沿岸
生産地：マレーシア、ブラジル、スリランカ、インドネシア、インド、フィリピン、タイ、ニューギニア、コロンボ

薬理効果が重視されたスパイス

コショウ（ペパー）は、インド南西部が原産ですが、ギリシャ時代から西洋で好まれ、高値で取り引きされたという記録が残っています。

また、大航海時代の列強国がアジアを目指した目的の1つがコショウでした。**万能薬として一大ブーム**となり、強い防腐作用が長い航海で食品を保存するうえで欠かせないもの

でした。この時代から薬理効果が重視されていたのです。

コショウは、多年生のツル性植物で、ぶどうのように柱に巻きつけ棚にして栽培します。花は白く、実は穂状につきます。木は7〜8年かけて成長し15〜20年にわたって収穫することができます。

実は、緑色で成熟すると赤く変化します。未成熟の緑の実を収穫し、天日干しで乾燥させると皮に皺がよって黒くなります。これが**黒コショウ**です。

一方、赤く成熟した実を乾燥させた後、水につけて皮を剥いたものが**白コショウ**となります。

また、食材専門店で見かける**グリーンペパー**は、未成熟の実を塩漬け、またはフリーズドライにしたものです。こちらは爽快な香りが特徴です。

コショウ独特の辛味は、**ピペリン**という成分によるもので、皮にも多く含まれています。したがって、黒コショウのほうが白コショウより風味が高いのです。ステーキなどの肉料理には黒コショウが欠かせませんね。

逆に魚料理に白コショウが好まれるのは、黒コショウでは風味が強すぎるから。適材適所というわけです。

どの国の料理でもコショウを使わないという話は聞いたことがありません。**コショウは、世界中で最も普及しているスパイスの1つ**で、どんな料理にもよく合う万能スパイスといえます。

強い抗菌・抗酸化作用で、風邪予防や治療効果がバツグン

インドでは、コショウの**抗菌作用**が古くから医療に利用されてきました。主に**消化不良**、**腹痛**、**下痢**に処方されていたようです。

また、**風邪の予防**や**治療効果**も認められ、インドの家庭では風邪をひいたときに黒コショウ、ショウガ（ジンジャー）に、砂糖を加えたホットドリンクを飲むのが今で

も一般的です。

人間の体は酸素、糖質、脂質を材料にしてエネルギーをつくって活動しています。その過程で排出される活性酸素が多くなると、体内のあちこちで酸化が進み、老化や動脈硬化の原因となります。

ピペリンは、酸化を抑える抗酸化作用が期待できるとの報告もあります。コショウを使った料理で、若々しく元気な体を維持したいものです。

刺激的な辛味と色調が、おいしさと健康に貢献

トウガラシ（レッドペパー）

学　名：Capsicum annuum L.
科　名：ナス科　多年生草
英　名：Red Pepper (Cayenne Pepper)
原産地：南アメリカ
生産地：インド、メキシコ、中国、アメリカ、パキスタン、バングラデシュ、イスラエル、トルコ、タイ、ケニヤ、南アフリカ、日本、台湾、韓国、北朝鮮

唾液や胃液の分泌を促進

多くのスパイスの原産地はアジアかヨーロッパですが、トウガラシ（レッドペパー）は南米原産で、スペイン人によってヨーロッパに伝来しました。今では90種類もの変種があるといわれており、いろいろな品種が温帯から熱帯にかけて広く栽培されています。

インドのカレーや東南アジアの料

理の刺激的な辛さはトウガラシによるものですが、南米からヨーロッパを経てアジアに持ち込まれたと考えられます。トウガラシが伝わる前のカレーは、現代のものとは風味が違ったのでしょう。

なお、東南アジアでトウガラシが大衆化した理由は、トウガラシにより発汗をともなって**体温が上がる**ため、蒸し暑い気候が相対的に涼しく感じるからだといわれています。また、**唾液や胃液の分泌を促進**し、暑さのなかでも食欲減退を防ぐ効果もあるとされています。

日本には1542年、渡来したポルトガル人によって伝わったという説が有力です。九州ではトウガラシのことを「南蛮」「南蛮胡椒」などと呼ぶのはそのためです。

七味唐辛子は、トウガラシに麻の実、サンショウ、ケシの実、シソの実、ゴマ、陳皮などを混ぜたもので、江戸時代に漢方薬をヒントにしてつくられました。当時は客の注文に応じて、調合して売っていたそうです。処方薬のようなものですね。

メキシコのチリパウダーは、トウガラシにオレガノ、クミン、ニンニク（ガーリック）などのスパイスを配合したブレンドスパイスです。タコスなどメキシカン料理には欠かせませんね。

タバスコは、ニューオリンズの富豪が好物の生牡蠣をおいしく食べるために改良を重ねて開発させたソースです。主原料にはメキシコのタバスコ州原産のキダチトウガラシの一種、チレ・タバスコが使用されています。

トウガラシのはるかな旅が世界各地でさまざまな民族料理を育てたのです。

カプサイシンの刺激作用が、消化液の分泌を促す

トウガラシに含まれる辛味成分は**カプサイシン**という成分です。カプサイシンを多く含む品種は辛く、少ない品種は辛さがマイルドです。日本の鷹の爪は最も多くカプサイシンを含む品種の1つです。

カプサイシンの刺激作用が消化液の分泌を促進することは古くから知られており、マヤ・インディオが下痢止めに使っていたという記録も残っています。現代では医薬品として**辛味性健胃薬**に利用されています。

また、皮膚に塗るとその部分の血行が良くなるため、**凍傷やリウマチの塗布薬**にも配合されています。

そのほか、脂肪燃焼効果を謳ったダイエット・サプリ、温熱効果を利用したカイロなどの商品も販売されています。

トウガラシには香りがほとんどありませんが、赤い色調成分があります。色調成分の主体はβカロチンで、油によく溶けるという特性があります。トウガラシを植物油の中で加熱してつくったものがラー油です。また、本格的な麻婆豆腐には真っ赤な色がついていますね。あれもトウガラシの色素です。

韓国のキムチの赤味も、同様にトウガラシに含まれるβカロチンによるものです。強い刺激味を連想させる濃い赤は、それだけで食欲を増進させます。

胃腸を健康にし、疲労回復に威力を発揮

ニンニク（ガーリック）

学　名：Allium sativum L.
科　名：ユリ科　多年生草
英　名：Garlic
原産地：中央アジア　キルギス　パミール
生産地：エジプト、イタリア、スペイン、ブルガリア、ハンガリー、アメリカ、フランス、ドイツ、中国、韓国、日本

細胞が壊れると、匂いが立つ

ニンニクは60～100センチになる直立した茎を持つユリ科の多年生草です。白紫の花をつけることもありますが、咲くことはまれで、地下の鱗茎で増えます。

鱗茎は白い皮に包まれ、中に珠芽《しゅが》と呼ばれる6～10個の小鱗片を持っています。これが、お馴染みのニンニクです。

市場に流通しているニンニクは大きく分けて、ヨーロッパ、インド、中国で生産される「セイヨウニンニク」と中国、韓国、日本でつくられる「オオニンニク」があります。

オオニンニクは、セイヨウニンニクと比べて鱗茎、茎が共に大きく、辛味は弱いという特徴があります。また、漢字では「大蒜」と書きます。

ニンニクといえば、独特の強い匂いが特徴です。

匂いの素となる成分は、植物組織中にある**アリイン**という物質です。ところが、アリイン自身には匂いがありません。八百屋で買ってきたニンニクを嗅いでも、匂いはまったくしませんね。

ところが、包丁で切るなどして細胞が破壊されると、共存するアリナーゼという酵素が働き、無臭のアリインが刺激性の強い臭気を持つアリシンに変化するのです。生のニンニクをかじると、強烈な匂いが口いっぱいに広がるはずです。

アリナーゼは熱に弱いので、炒めたり、煮込んで調理をすると匂いが和らぎます。

切らずに丸ごと熱を加えるとほとんど匂いは出ません。また、乾燥させても匂いは弱くなります。

熱を加えて匂いを抑え、強い殺菌性とスタミナ源をフル活用

ニンニクは肉、魚介、野菜など、多くの食材とよく合います。特に調理の下ごしらえや調理中に使うと、臭い消し効果が得られます。

ニンニクには**強い殺菌性**があり、多くの健康効能が認められています。**健胃薬、整腸薬、糖尿病薬、肝臓障害治療薬、呼吸器病薬**として、広く処方されてきました。ヨーロッパでは**伝染性胃腸薬、動脈硬化予防、高血圧改善**に用いられています。

熱を加えると匂いが弱まる性質を利用すれば、ニンニクの薬理効果を多く得られます。

たとえば、食材を調理する前に、生のニンニクを油でよく炒めておきます。そうすれば、ニンニク臭をあまり感じることなく、多めに食べることができるというわけです。

また、バターとニンニクを合わせてからパンをトーストすれば、ニンニクの量を増やしても匂いが気になりません。

逆にドレッシングなどに使うときは、サラダ用ボウルにニンニクを1、2回こすりつければ十分に風味が出ます。

古代ギリシャの歴史家、ヘロドトスの記述によると、紀元前3733年に完成したピラミッドを建設した労働者たちの食事は、主にニンニクとタマネギだったそうです。薬理効果もさることながら、ニンニクはスタミナの源といえます。仕事で疲れたときには、ニンニクをたくさん食べて疲労回復を図りましょう。

世界中が認める強力な殺菌力

ショウガ（ジンジャー）

学　名：Zingiber officinale Rosc.
科　名：ショウガ科　多年生草
英　名：Ginger
原産地：熱帯アジア　インド
生産地：インド、中国、韓国、台湾、日本、ジャマイカ、ベトナム、タイ、スリランカ、ナイジェリア、ガーナ、ブラジル、メキシコ、オーストラリア、カナダ

日本では塩辛い煮物、ヨーロッパでは甘いお菓子に活用

ショウガ（ジンジャー）は温暖な気候が栽培に適していて、20℃前後が生育に最も良いとされています。

生産地はアジア、アフリカ、オセアニアに広がっていますが、寒さに弱いためヨーロッパではつくることができません。したがって、ヨーロッパでは粉末のショウガを使うこと

が多くなっています。

日本では収穫時期によって、それぞれの段階の香味を楽しんでいます。夏に茎や葉をつけたままのショウガを早取りしたものは、「葉ショウガ」「新根ショウガ」と呼ばれ、さわやかな辛味を味わうことができます。味噌などをつけると、ビールによく合いますね。

それに対して、初秋に収穫したものを「秋ショウガ」と呼びます。おろして刺身や冷奴に添えたり、煮物、焼き物と、日本料理に大活躍します。

早めに収穫したものは繊維分が少なく肉質が柔らかめですが、後になると繊維分が増えて硬くなっていきます。

日本では塩辛い味の料理に使うことが多い傾向がありますが、ヨーロッパでは甘い食べ物にショウガをよく使います。パン、クッキー、ビスケット、ケーキ、チョコレートなどです。まさに食文化の違いといえます。

なお、**クッキーなどに使用した場合、抗酸化性が強くなる**という報告があります。

化粧品の香料としても人気上昇中

ショウガ特有の清々しい辛味成分は、**ジンゲロン**と**ショーガオール**という2つの成分によります。共に不揮発性なので、ワサビやカラシのようにつんと鼻に抜ける刺激性はありません。

ジンゲロンとショーガオールには明らかな**殺菌作用**があります。これはチフス菌やコレラ菌を使った実験ですでに確認されています。

ショウガの殺菌力は、**芳香性健胃薬**として世界各地で広く使用されてきました。漢方では、健胃薬のほか、**嘔吐を止める毒消し効果**が認められています。また、蒸して乾燥させた乾姜《かんきょう》は新陳代謝が低下したときにいいとされ、**嘔吐、咳、めまい、手足の冷え、下痢の症状に処方**されます。

ショウガの芳香と適度な辛味は加工食品に最適で、特にインスタント麺についている粉末スープには欠かせません。そのほか、カレー粉、スープの素、ソース、ケチャップなどの常連スパイスでもあります。

ちょっと意外ですが、ショウガの刺激のある香りは化粧品にも使われています。トニックやローションなど男性用商品にも定番となりつつあるそうです。人を惹きつける力があるのでしょう。

肝機能向上と認知症防止でさらに注目

ターメリック（ウコン）

学　名：Curcuma longa L.
科　名：ショウガ科　多年生草
英　名：Turmeric
原産地：熱帯アジア、インドシナ半島
生産地：インド、中国、フィリピン、台湾、ペルー、スリランカ、インドネシア、ジャマイカ、ベトナム、日本

染料、服の防虫にも効果

ターメリックは根茎で増える植物で、スパイスとして使われるのも根茎部です。芽が出ると、60センチから1メートルの茎が真っすぐに伸び、ショウガに似た長楕円形の葉がつきます。

春から秋にかけて成長し、収穫は地上部が枯れた1〜2月に行ないます。掘り出した根茎は柔らかくなる

まで水で煮込み、その後、乾燥させて皮を剥きます。

こうしてできた商品は、色艶や形状、成分含量によって品質評価されます。等級が高いのは赤味の強い黄色で、きれいな艶があるものとされています。

インドや東南アジアでは、絹や羊毛、皮革を黄色く染める染料として使ってきました。染め色は鮮やかな黄色から橙色にわたり、婚礼など華やかな場で喜ばれてきました。

調理中にうっかり服などにつくと取りづらくなりますので、気をつけたほうがいいでしょう。

また、**ターメリックには殺菌効果があるため、服を虫から守る効果も重宝**なのだそうです。

インド文化はターメリックなしに語れない

染めるのは、服ばかりではありません。ヒンズー教の結婚式では、新郎、新婦が自分たちの腕をターメリックで染めたり、ターメリックで着色した米を振る舞ったりするそうです。また、魔除けとして小さな根茎を赤ん坊の首に掛ける風習もあります。

ターメリックの鮮やかな黄色は、太陽の象徴なのです。

ターメリックの着色効果が最もよく現れるのは、なんといってもカレーです。カレー粉の配合は家庭や店によってさまざまですが、一般的にターメリックが20〜40%ほど配合されます。

また、伝統医学、**アーユルヴェーダの分野でも重要な地位**を占めています。

インドは世界一のターメリック生産を誇りますが、95%は国内で消費するといわれています。ターメリックなしにインド文化を語ることはできません。

なお、欧米ではサフランの代用品としてチーズ、マーガリン、ソーセージ、ピクルス、マスタードの着色に使われています。日本でも栗、たくあんの色づけに用いられています。

肝機能向上に加え、認知症防止にも威力を発揮

ターメリックの主な色調成分は**クルクミン**です。

近年、クルクミンが持つ**解毒作用**が二日酔い防止の特効薬として注目を集めています。漢方の生薬名が「鬱金（ウコン）」と聞けば、「なるほど！」と納得がいきますね。

クルクミンはポリフェノールの一種で、中国医学では、**肝臓炎**、**胆道炎**、**胆石症**に効く利胆薬（肝機能向上）として使われるほか、**芳香性健胃薬**としての効果も認められています。

別の効能としては、**吐血、鼻血、血尿を止める止血作用**があるとされています。ターメリックの粉末を水で溶いたものは、痔、切り傷、関節炎に塗布して使います。東南アジアの一部では**化膿止め**として、手や体にターメリックの粉を塗る習慣があるそうです。

さらに**クルクミンに認知症を防ぐ力がある**こともわかってきました。インド人に認知症が少ないことがそのパワーを証明しています。

超高齢化社会を迎えるにあたり、ターメリックの注目度がさらに上がるかもしれません。

世界の列強国が欲しがったスパイス

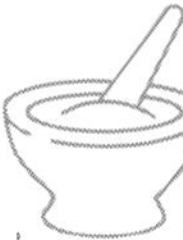

クローブ

学　名：Syzygium aromaticum L.
科　名：フトモモ科　常緑樹
英　名：Cloves
原産地：モルッカ諸島（インドネシア）
生産地：インドネシア、タンザニア、マダガスカル、マレーシア、インド、スリランカ、ブラジル、西インド諸島

世界史を変えたスパイス

クローブは高さ10～20メートルになる常緑樹です。インドネシアのモルッカ諸島（香辛諸島）の原産で、その獲得を巡って列強国がしのぎを削り**「世界史を変えたスパイス」**として知られています。この小さな群島でしか生育しない特殊な種であったことが、彼らを熱狂させたのでしょう。

1605年にポルトガルから主権を奪ったオランダは、モルッカ諸島のアンボイナ島以外のクローブを根絶して貿易を独占しましたが、1770年にピエール・ポワーブルという人物が密輸し、初めてモルッカ諸島以外での栽培に成功しました。今ではポワーブルが若木を持ち込んだタンザニアのザンジバル島が世界一の生産地となっています。

しかし、年間雨量が2500ミリ以上の熱帯性気候が生育の条件であるため、生産地域は限定されます。

スパイスとして使うのは、長さ2センチほどのピンク色のつぼみです。花が開いてしまうとスパイスとしての価値は失われます。収穫したつぼみを4～5日天日干しにすると黒っぽくなって独特の香りが出てきます。

ホールの状態では釘のような形をしていて、その形状から中国では丁字と呼ばれ、日本名にもなっています。

オーバースパイスにしないのがコツ

クローブの強い芳香は**オイゲノール**という香り成分によります。甘辛両方の料理によく合い、利用価値が高いスパイスです。さすがに列強を狂わせただけあります。

特にひき肉料理にはよく合い、ミートソースやハンバーグには欠かせません。そのほかステーキなど広く肉料理に用いられ、矯臭効果を発揮します。

焼き菓子にもよく利用されます。焼き菓子に使うと、バニラに似た甘い香りが引き立ちます。

また、オレンジやレモンに挿しておき、香りが移ったフルーツをカクテルや紅茶に添えるとセンスのいいアレンジとなります。

いずれにしても、**香りがとても強いので、少量を使う**ことです。釘状のクローブを肉や野菜にさして使うのは、調理の途中で抜き取りやすいからです。強く効きすぎると、オーバースパイスとなって嫌われます。

漢方では腹痛を治癒する薬

インドネシアでは紙巻きタバコに混ぜて使います。吸っているとパチパチとクローブが爆《は》ぜて、独特の香りが立ち上がります。現地では「クレテック・タバコ」と呼びますが、日本では「ガラム」という商品名がよく知られています。

サーファーやアーティストにファンが多いようですが、もちろん麻薬的な幻覚作用はありません。

薬理効果としては、**抗酸化作用**が認められています。**漢方の生薬の1つ**でもあり、主に**腹痛**を治癒する薬として処方されます。胃を温め、痛みを和らげる効果があるといわれています。

スパイス界の隠れた主役

クミン

学　名：Cuminum cyminum L.
科　名：セリ科　一年生草
英　名：Cumin
原産地：エジプト
生産地：インド、ウクライナ、モロッコ、アルジェリア、シリア、マルタ、キプロス、イタリア、エジプト、イラン、メキシコ、中国、トルコ

チリパウダーでも主役

高さが30～60センチのセリ科の一年草です。茎から多くの枝を出し、その尖端に白またはピンクの可憐な花をつけます。

スパイスとして用いられるのは種子です。草が枯れてから収穫し、天日乾燥してから脱穀して種子を採ります。乾燥した種子は、独特の強い芳香と若干の辛味と苦味を持ってい

ます。

いろいろな国で栽培されていますが、香りには大きな違いがあります。最も商品価値が高いのはブルガリア産で、香り成分のクミナール（クミンアルデヒド）の含有量が多いことがわかっています。収穫量最大を誇るのはイランです。

クミンはカレー粉をブレンドするうえで主材料となる、とても重要なスパイスです。クミンシードを噛んだだけで、カレー粉の特徴的な香りを感じることができるほどです。

ただし、クミンを単独で使用すると、嫌な香りが際立つことがあります。したがって**複数のスパイスとブレンドして使うことが基本**となります。

クミンはカレー粉だけではなく、メキシコ料理で使うチリパウダーの主材料でもあります。世界の二大ブレンドスパイスで主材料になるぐらいですから、スパイス界の隠れた主役といえます。

デトックス効果でも注目！
メディカルハーブ分野で欠かせないスパイス

クミンの薬理効果は古くから認められていました。原産地、エジプトで紀元前１５００年頃に書かれた医術書にもクミンの記述があるそうです。また、紀元前４０００年頃にミイラの保存のために、ほかのハーブとともにクミンが使われていたこともわかっています。

また、インドのアーユルヴェーダでは健胃薬、張った腹のガスを抜く駆風剤、さらには興奮剤として利用されていました。

さらに15世紀にイギリスで表された「医薬処方書」では、痛風、リウマチ、神経痛に効く薬として取り上げられています。

栽培地域が広いだけに、**世界各地で薬草として利用**されていたのです。

現代でもメディカルハーブの分野では欠かせないスパイスで、**胃腸の働きを促進**し、**胃痛を和らげる効果**が期待されています。また、**体内の毒素を排出するデトックス効果**があるともいわれています。

中世ヨーロッパでは、「クミンは恋人の心変わりを防ぐ」という言い伝えがありました。騎士が戦場に行くときに故郷に残る恋人にクミンを持たせたり、結婚式の誓いに使っていたそうです。

スパイス好き同士の結婚式なら、こんな演出も楽しいかもしれませんね。

甘い刺激が特有の兄弟スパイス

ナツメグ、メース

学　名：Myristica fragrans Houtt.
科　名：ニクズク科　常緑樹
英　名：Nutmeg
原産地：モルッカ諸島（インドネシア）、東インド諸島
生産地：インドネシア、西インド諸島、スリランカ

1つの木から採れる別のスパイス

クローブとともに大航海時代の歴史に登場するのが、モルッカ諸島原産のナツメグとメースです。

ナツメグとメースは、同じ木から収穫する兄弟関係のスパイスです。

花が終わり収穫した果実を割ると果肉が現れますが、その果肉と種子の間にある皮（種皮）を天日乾燥させたものがメースです。

メースを取り除くとさらに殻があり、乾燥させて殻を割ると褐色の種子が出てきます。これがナツメグとなります。

オランダがモルッカ諸島のスパイスを独占していた当時、ナツメグとメースが同じ木から採れることを知らない役人が、ナツメグの栽培を止めて値段の高いメースを増やすように指示したという逸話が残っています。

ケチャップなどの各種ソースに欠かせない

ナツメグとメースは、共に**甘い刺激のあるエキゾチックな香りとほろ苦さ**があります。比較すると、ナツメグのほうが甘味、刺激、苦味が強く、メースは繊細な香りが特徴です。

メースが持つ香りは、ベーカリー類によく合うとされ、クッキーやケーキ、ドーナツに欠かせません。特にフルーツパイや焼きリンゴには欠かせないスパイスで、シナモンと一緒に利用されています。プディング、パウンドケーキ、クリームパイなど、ヨーロッパのお菓子の香りの定番といえます。

一方のナツメグは肉料理によく使われます。ひき肉料理に使うときは、振りかけるのではなく、肉と一緒によく練り込むのがコツです。適度な配合で肉の臭みを和らげる効果が得られます。ハンバーグ、ミートローフ、ミートソースをつくるときに活躍します。

ナツメグとメースは、共に加工食品のジャンルでもポピュラーです。ケチャップや各種ソース類をはじめ、フランクフルトソーセージの香りづけに欠かせません。

日本では、芳香性胃腸薬として利用

ナツメグは、漢方では「肉豆蔻（ニクズク）」と呼ばれて重宝されています。主に**食欲不振、下痢止め、口臭消し、母乳不足に対して処方**されているようです。日本では古くから**芳香性胃腸薬**として利用されてきました。

1978年には東京農業大学の斎藤浩先生が、**メースの中に天然の抗酸化物質がある**という論文を発表しました。まったく新しい化合物であることが認められ、話題になりました。

また、ナツメグの擬精神病薬としての可能性に言及した報告もあります。これはナツメグを小さじ1杯以上摂取すると、幻覚作用が現れることを根拠にしています。

ナツメグによる作用は、時間、空間の感覚の喪失、幻覚、非実存感とされていますが、不快感、めまい、動悸などはともなわないそうです。今後の研究が待たれます。

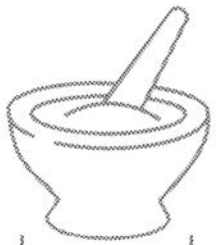

古今東西、薬の原点

シナモン

学　名：Cinnamomum zeylanicum Nees in Wall.
科　名：クスノキ科　常緑樹
英　名：Cinnamon
原産地：スリランカ、南インド
生産地：スリランカ、インド、インドネシア、ミャンマー、ベトナム、マレーシア、ブラジル、ジャマイカ

シナモン、カシア、ニッキの違い

シナモンは9～12メートルに成長し、たくさんの枝を出す、スリランカ原産の大きな樹です。スパイスとして利用されるのは、その樹皮です。

樹皮をナイフで細長い形状に削ぎ取り、束にして24時間ほど放置して発酵させます。その後、樹皮の外側のコルク質を注意深く削り取ると、乾燥して丸まっていきます。それが

お馴染みのシナモン・スティックです。

管状になった製品は厚さが1ミリ程度で砕けやすいため、品質評価が厳しく行なわれます。砕けた破片などはパウダーに加工されます。

シナモンに似た植物に**カシア**があります。シナモンが主にスリランカで生産されるのに対し、カシアは中国、タイ、ベトナムで栽培されるため、チャイナシナモンと呼ばれることもあります。

カシアは、シナモンに比べて品質評価が下がりますが、「シナモン」と表示されることが認められており、**日本に入る70%はカシア**だそうです。

また、**ニッキ**というのは肉桂のことで、同じクスノキ科ですが別の植物です。肉桂は樹皮ではなく、根をスパイスとして使います。お馴染みの京都名産、八ツ橋はニッキを使っています。

焼き菓子やフルーツパイに欠かせない

シナモンは甘いケーキとの相性がバツグンです。これはシナモン特有の香りに**甘味感をさらに高める相乗効果**があるためと考えられています。パウンドケーキ、パン、クッキー、プディングには定番のスパイスです。

また、フルーツの風味にも合うため、リンゴやピーチを使ったパイ料理やオーブン料理、ジャムにもよく使われます。シナモンの香りがしないアップルパイは考えられませんね。

飲料では、紅茶、コーヒーにスティックを添えるほか、コーラなどの清涼飲料水のフレーバーとしてもポピュラーです。

そのほか、ガム、お菓子、口腔清涼剤、歯磨き粉、化粧品、石けんなど、幅広い加工品の材料となっています。

もちろん、カレー粉をブレンドする際の重要なスパイスでもあります。また、中国の代表的なスパイス、五香粉の構成成分としても名を連ねています。

内科的疾患に対する万能薬

シナモンは生薬名を桂皮といい、**健胃、解熱、駆風、発汗、鎮痛の薬**として処方されてきました。

薬理効果の原動力になっているのが、**シナミックアルデヒド**という成分です。シナミックアルデヒドには嗅覚を刺激し反射的に胃の機能を亢進するほか、**中枢神経の興奮を抑え、水分代謝を調整して体の毒を溶解する力**が認められています。

インドでは「tejpat」として知られる伝統的な治療薬の主成分です。やはり、腹痛、下痢によく効くとされています。

シナモンは最も早く西洋に伝わったスパイスでもあります。聖書の「出エジプト記」に登場し、「礼拝堂を清めるためにシナモンを使うように」と、神がモーゼに指示したという記述があるそうです。

ヨーロッパでは古代から薬用として用いられ、現在でも**内科的疾患に対する万能薬**として広く利用されています。まさに薬の原点といえるスパイスです。

繊細な香りが、トマトソースと好相性

オレガノ

学　名：Origanum unlgare L.
科　名：シソ科　多年生草
英　名：Oregano
原産地：地中海東部　欧州中南部
生産地：イタリア、ブルガリア、ロシア、アメリカ、カナダ、ギリシャ、メキシコ、トルコ、フランス、ポルトガル、ドミニカ、チリ

料理を本格的にするスパイス

シソ科の多年生植物ですが、寒い地域では冬を越すことができずに一年草となります。秋に収穫をして、葉を十分に乾燥させて製品とします。オレガノとマジョラムは近縁種で、今でも植物学者の間で同一視する考え方が存在します。

また、オレガノには、メキシコ・タイプとヨーロッパ・タイプがあり

ます。メキシコ・タイプのほうが香味が強く、チリパウダーやサルサなどのメキシコ料理には必ず使用されます。

しかし、オレガノが最も活躍するのは、やはりイタリア料理でしょう。特にピザソースやスパゲティソース、シチューなどトマトを使った料理には欠かすことができません。トマトケチャップやトマトジュースなどの加工品にも使われています。

スーパーで生のオレガノを見かけたら、サラダの材料にしてみてください。繊細な芳香が食欲を誘います。

また、レモンやオリーブオイルと混ぜてドレッシングをつくると、さわやかな風味を楽しむことができます。そのほか、オムレツの素材に使うのもおすすめです。

古代から薬草の代表

オレガノは古代から**興奮剤**、**神経強壮剤**として使われてきたという記録があります。

また、**喘息**《ぜんそく》、**咳**、**消化不良**、**リウマチ**、**歯痛の治療**にも効果があったようです。フランスの植物医療家、モーリス・メッセゲが著した『**薬草療法**』にもオレガノが取り上げられています。

これらの薬理効果はオレガノに含まれる**チモール**という成分に由来しますが、精油の収量がわずかなため、現在ではほとんど利用されていません。

そのほかには、**防腐作用**、**矯臭作用**が挙げられます。

ヨーロッパでは、鶏肉や七面鳥の下ごしらえに使う定番スパイスです。また、ソーセージやテリーヌなど肉加工品のほか、缶詰製品、トマトケチャップ、ウスターソースの製造にも使用されています。

このようにオレガノは、欧米では人気のあるスパイスですが、アジアではあまり出番がありません。それは原産地のヨーロッパから東に伝わることがなかったためと考えられています。

ケチャップ、ピクルス、ドレッシングの定番スパイス

タイム

学　名：Thymus vulgaris L.
科　名：シソ科　多年生草
英　名：Thyme
原産地：地中海沿岸
生産地：フランス、モロッコ、スペイン、ポルトガル、ギリシャ、トルコ、イスラエル、ロシア、ハンガリー、ドイツ、イタリア、イギリス、カナダ、アメリカ

防腐作用が加工品で力を発揮

高さ10～30センチのシソ科の多年草です。環境への適応性が高いために、亜熱帯から温帯にかけて広く栽培されています。そのため変種も多く、その数は約100種類にも上るといわれています。日本でも園芸店に行くと、何種類ものタイムの苗や種子が販売されています。

花が咲き始めた頃に収穫し日陰で

乾燥させます。乾燥すると清々しい香りが強くなります。

香りの主成分は**チモール**、**カルバクロール**というフェノール類です。チモールには防腐作用、防カビ作用があるため、ハム、ソーセージなど肉の加工品に用いられます。また、ケチャップ、ピクルス、ドレッシングの定番スパイスでもあります。

そのほか、石けん、トニック、歯磨き粉などの工業製品にも使われています。

フランス料理のベースとなるスパイスは、認知症抑制に効果あり

しかし、タイムの重要な役割といえば、何といってもブーケガルニにおける存在感でしょう。

フランス料理には、ブイヨンやスープストックが欠かせません。ブーケガルニとは

ブイヨンなどをつくるときに肉や魚の臭みを消し、さわやかな香りをつける、生のブレンドスパイスのことです。

ブーケガルニの材料は、タイムを中心にローレル（ベイリーブス）やパセリ、セロリ、セージなどが一般的です。

これらのフレッシュスパイスを紐で縛ったり小さな袋に入れて用意します。そして、**具材と一緒に鍋の中で煮出し、オーバースパイスにならないように適当なところで取り出します**。こうして調理すると生臭さのない、ほのかな芳香のするスープが完成します。

ドライタイプのタイムは、煮込み料理に広く使われています。肉ばかりでなく、ハマグリ、魚のチャウダーなど魚介類にも、タイムのさわやかな香りがよく合います。素材にすり込んだり、鍋に直接加えて使います。

そのほか、オリーブオイルや酢に漬け込む、ハーブオイル、ハーブビネガーの材料としても人気です。

オレガノがイタリア料理を代表する香りとすれば、フランス料理の代表がタイムといえます。

タイムをはじめとするシソ科のスパイスには**ロスマリン酸**というポリフェノールが含まれていて、**認知症抑制に効果がある**ことがわかってきました。日常的に食べるようにして、脳をすっきりさせたいものです。

植物医療家がすすめるスパイス

バジル

学　名：Ocimum basilicum L.
科　名：シソ科　一年生草
英　名：Basil
原産地：インド　アフリカ
生産地：フランス、レバノン、ハンガリー、イタリア、インドネシア、インド、モロッコ、ブルガリア、エジプト、パキスタン、メキシコ、チェコ、ポーランド、ドイツ、トルコ、アメリカ、グアテマラ

バジルティーが咳や頭痛を緩和する

高さが20〜70センチになる灌木で、葉は幅1・5〜2センチ、長さ4〜5センチになります。種をまいてから6週間ほどで葉が摘めるようになりますが、乾燥用として使う場合は開花直前の80〜90日前後がベストといえます。摘んだ葉は軸を束ねて吊るし、乾燥させます。

バジルは、シソ科特有の高貴でさ

わやかな香りを持っています。主成分はメチルシャビコール、リナロール、オイゲノールなどで、甘い芳香とかすかな辛味が感じられます。

バジルに含まれる**サポニン**という成分は、**咳を鎮め、女性の生理を正常にする**と考えられています。

また、フランスの植物医療家、モーリス・メッセゲの薬草療法によると、**めまい、疝痛、咳、口内炎、頭痛に効果がある**と記しています。服用法は簡単で、1リットルのお湯に干したバジルの葉を20～40グラム入れてお茶をつくります。咳に悩まされたときは、1日に2～3杯のバジルティーを飲んでみるといいでしょう。

バジルの香りを主役にしたジェノベーゼソース

生のバジルは、トマトとの相性がバツグンです。イタリアでは伝統的にトマトを使った料理の基礎的な香味材料として使われています。代表料理は、チキンをバジルとオレガノの風味が効いたトマトソースで煮込んだチキンカチャトーレです。

そのほか、トマトピューレの製造には、バジルが必ず利用されます。

しかし、バジルの香りを最大限に生かした一品といえば、**ジェノベーゼソース**でしょう。

イタリアのジェノバからフランスのプロバンス地方にかけてのリビエラ（海岸）の名物で、バジルのほか、ニンニク、塩、オリーブオイル、パルメザンチーズ、サルドチーズ（羊の乳のチーズ）、松の実、クルミをミキサーにかけてつくります。もちろん、たっぷりの新鮮なバジルが主役です。緑色が鮮やかな濃いソースは、プロバンス地方ではピストーという名で親しまれ、魚介料理によく使われます。

バジルの名前はギリシャ語の「王」を表す単語が語源という説があります。また、ひと睨みで人を倒す伝説上の怪獣、バジリカスから命名されたともいいます。艶やかなきれいな葉が、活力や権力、魔法の力を連想させたのでしょうか。

頭脳を明晰にし、若返り効果もあるハーブ

ローズマリー

学　名：Rosmarinus officinalis L.
科　名：シソ科　常緑小灌木
英　名：Rosemary
原産地：地中海沿岸　南ヨーロッパ
生産地：フランス、スペイン、ポルトガル、ユーゴスラビア、アメリカ、トルコ、ロシア、アルジェリア、モロッコ、イタリア、チュニジア、カナダ

聖母マリアの伝説に由来する

独特の甘い香りとさわやかなほろ苦さに特徴がある、ヨーロッパの家庭料理には欠かすことのできないスパイスです。強い香りは特に肉料理との相性が良く、鶏肉、マトン、豚肉料理によく使われます。

野菜ではカブ、カリフラワー、ジャガイモのスープや料理の香りづけに使用されます。また、サラダ用の

ドレッシングに生の葉を加えると、オリジナリティのある風味が楽しめます。

高さ1・5～2メートルになる灌木で、松葉状の葉をつけます。寒さにも強いので、日本でも生け垣や植え込みに使用されることもあります。

春から夏にかけて紫色の小さな花が総状花序を形成します。このかわいい花には美しい伝説があります。

聖母マリアが幼いキリストと旅をしているときに、白い花の咲く香りのいい灌木に青いマントをかけて休みました。翌朝、目が覚めると白い花がマントと同じ青色に変わっていたのです。それ以降、この花は「マリアのバラ（ローズ・オブ・マリー）」と呼ばれるようになりました。

頭痛や歯痛の鎮痛効果がある「ローズマリー・ティー」

ローズマリーが持つ**抗酸化作用**は古くから知られ、ヨーロッパ各地で**健胃薬**、**風邪**

薬、**神経緩和薬**として利用されてきました。植物医療家、モーリス・メッセゲが著した『薬草療法』にも多くの効能が記載されています。日本ではローズマリーの精油を皮膚病の治療に使っていたという記録が残っています。

薬用として使用するには、**ローズマリー・ティー**にするのが手軽です。水1リットルに対してスーパーで売っている小枝を1〜2本ほど煮出して（データ出典『スパイス百科事典』）、1日に1〜3杯ほど飲むと**鎮痛効果**が得られます。

頭痛や歯痛があるときに試してみてください。また、濃く煎じて冷やせば、うがい薬としても使えます。

また、ブランデー250ミリリットルに乾燥させた葉をひとつまみほど浸しておけば（データ出典『スパイス百科事典』）、**チンキ剤**となります。1日小さじ1杯の服用で効果が得られます。

若返り効果で注目の「ハンガリー水」の原料

ローズマリーには頭脳を明晰にし、記憶を甦らせるという言い伝えがあります。実際に、ギリシャの学生は試験のときにローズマリーの花輪を髪に結んだそうです。記憶力を良くするという逸話は、シェークスピアの「ハムレット」の重要な場面にも登場します。ぐっと信憑性が増しますね。

ローズマリーの甘い香りは香料の原料としても広く利用されています。オーデコロンの高級原料として知られるロスマリン油は、ローズマリーの花と葉から取った精油のことです。また、若返り効果があるとして女性に根強い人気がある化粧品「ハンガリー水」は、**ローズマリーをアルコールに漬け蒸留してつくったもの**です。

そのほか、香水、デオドラント、ヘアトニック、石けん、エアフレッシュナー、口腔清涼剤から殺虫剤まで、多くの工業製品に用いられています。

パクチニスト急増中！　胸焼けを防ぎ、睡眠を促進

コリアンダー

学　名：Coriandrum Sativum L.
科　名：セリ科　一年生草
英　名：Coriander
原産地：南ヨーロッパ　地中海沿岸
生産地：ロシア、モロッコ、ハンガリー、ポーランド、ルーマニア、チェコ、ブルガリア、イタリア、グアテマラ、アルゼンチン、アメリカ、メキシコ、インド、インドネシア、マレーシア、トルコ、イスラエル、中国、カナダ

葉も種子も使えるスパイス

エスニックな香りがアジアを連想させますが、意外にも原産地、主な生産地は共にヨーロッパです。

コリアンダーは高さ60～90センチになる一年草で、生育時から独特の香りを発散します。

葉と種の両方がスパイスとして利用されます。葉は生のままハーブとして、種は乾燥させてホールやパウ

ダーで使います。

暖かい地方では春の初めに種をまき、30〜40日くらいで葉の収穫を始めます。花をつけ始めると茎が硬くなるので、早めに採った若葉のほうが商品価値は高いのです。

3〜4カ月で花をつけ、7〜8月頃に種を収穫します。種は緑色から黄褐色に完熟するのをじっくりと待ちます。完熟した種はレモンとセージを合わせたような芳香を持ちますが、若い種は不快臭がするために商品とはなりません。

また、質の高いコリアンダーシードを得るためには、乾燥を完全に行なうことが肝心で、長く置けば置くほど香りが良くなるといわれています。しっかりとした知識で収穫、後処理をすることが質のいい製品をつくる鍵となります。

胃腸のトラブルに効果テキメン

コリアンダーの葉は、インドタイプのカレーによく使われます。カレーにはつきもののチャツネの材料としても定番です。また、種を挽いた粉末をカレー粉の材料として使います。インドでは種子を挽く前に適度に焙煎するのが一般的です。

中国ではコリアンダーを香菜（シャンツァイ）と呼んで好みます。パセリのように冷菜の飾りに使ったり、炒め物や煮物など、その守備範囲はかなり広いといえます。

コリアンダーをうまく使うコツは、ほかのスパイス同様に単一ではなくブレンドをして利用することです。アニス、カルダモン、クローブ、シナモン、ナツメグなど、アジアのポピュラーなスパイスがやはり合うようです。

なお、「パクチー」はタイ語、「シエントロ」はスペイン語で、どちらもコリアンダーのことです。タイ、メキシコの料理にも欠かすことができませんね。

コリアンダーシードは、古くから**健胃**、**整腸**、**消化**、**解毒薬**として重宝されてきました。紀元前5世紀頃には、**ギリシャの医者たちがコリアンダーの薬理効果に注目**していたという記録が残っています。当時は消化促進剤や興奮剤としての利用が多かったようです。

第4章

スパイスを使いこなすための基礎知識

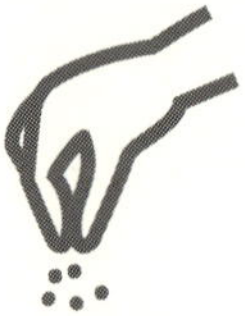

スパイスの使い方、間違えていない？

スパイスの効きすぎはＮＧ

みなさんは、日常の食事にスパイスを上手に取り入れていますか？

「スパイスを使いこなすのはプロの仕事、素人には難しい」と感じている人が多いと聞きます。なかには、「スパイス」と聞いただけで「辛い！」と条件反射的に顔をしかめる人もいるそうです。

しかし、それは偏見です。

今までお伝えしてきたとおり、辛味のあるスパイスは、トウガラシ（カイエンペパー）、コショウ（ペパー）など、ごく一部のスパイスだけであって、**多くのスパイスはまったく辛くありません**。香りや色づけ、味の深みを増すのがスパイスの主な役割と覚えれば、スパイスをもっと身近に感じるはずです。

しかも、料理をおいしくするだけではなく、健康にとてもいい効果を発揮することは、今までもお伝えしてきたとおりです。

スパイスが苦手という人の多くは、単一の味や香りのイメージが強すぎると考えられます。

たとえば、トウガラシを単独で使えば辛くなりすぎます。ニンニク（ガーリック）を多く使いすぎると臭いが強烈です。ローズマリーが効きすぎると苦手な香りになります。それはスパイス好きの人でも同じように感じるでしょう。専門用語で「オーバースパイス」といい、料理の失敗例として挙げられます。

お手軽なシーズニングは、スパイスのブレンド

スパイスを使う基本は、いくつかのスパイスを混ぜて使うことです。そうすることによって1つの味や香りが突出することなく、全体にまろやかな風味が出てきます。これを**「スパイスのブレンド」**といいます。

近年、シーズニング、ハーブ調味料と呼ばれる商品が販売されています。バーベキュー用、ステーキ用、煮込み料理用など用途別になっているので、とても手軽に使えます。みなさんも利用したことがあると思います。

たとえば、人気のシーズニング、「クレージーソルト」の原材料名を見てみると、「岩塩、ペッパー、オニオン、ガーリック、タイム、セロリー、オレガノ」となっています。このようにいろいろなスパイスと塩がブレンドされているわけです。

しかし、既製のシーズニングを使っても、「オレガノが効いているな」「ニンニクが

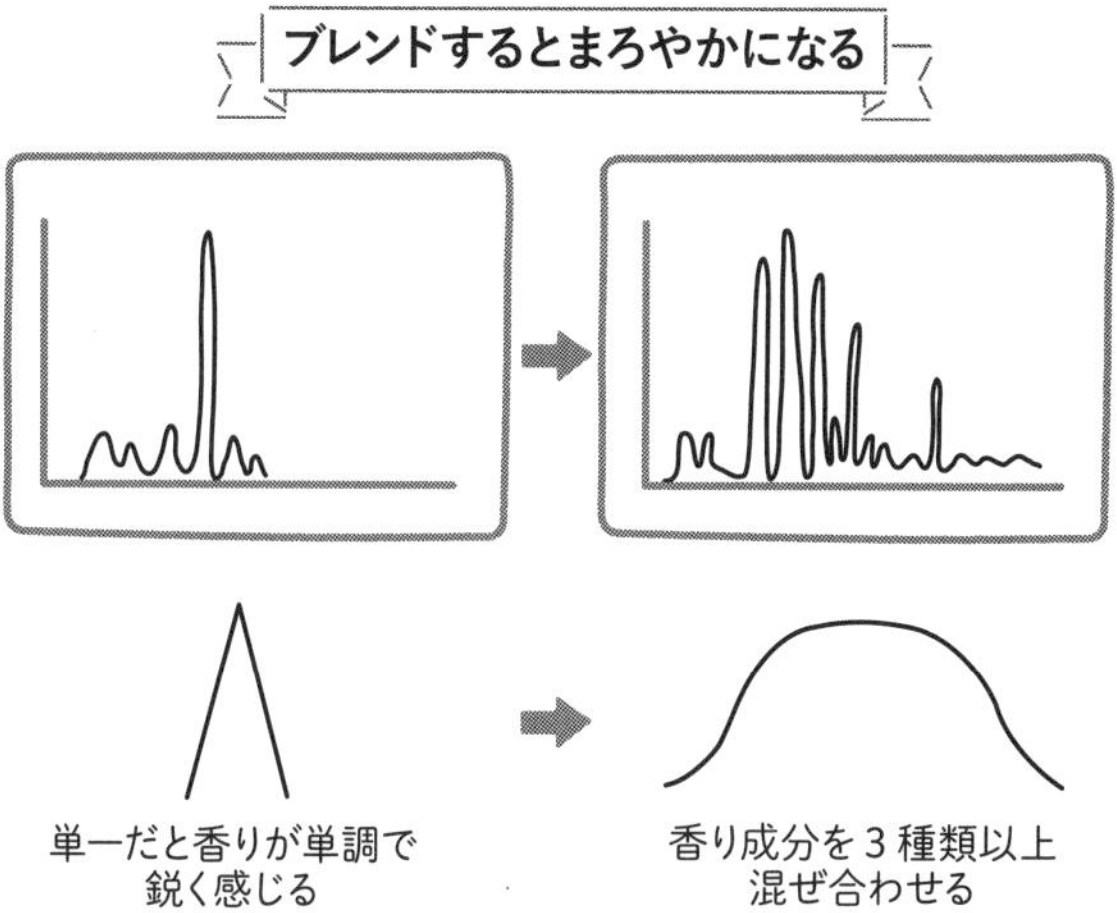

強いな」とは感じませんね。それはいろいろなスパイスが上手に配合されているからなのです。

まずは3種類のブレンドから始める

市販のシーズニングは手軽に使えて便利ですが、スパイスを楽しむという醍醐味はありません。せっかくですから、自分でブレンドに挑戦してみましょう。

　スパイスのブレンドというと難しそうですが、そんなことはありません。**スーパーで売っている瓶詰めをいくつかそろえて、混ぜ合**

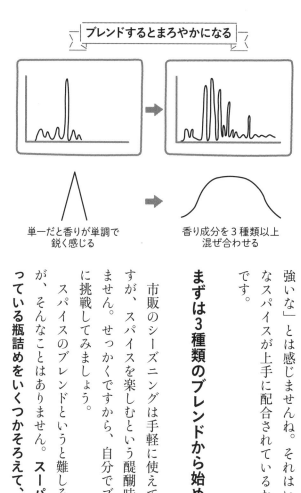

わせればいいのです。

本格的なカレー粉には10種類以上のスパイスが使われていますが、まずは3種類のブレンドから始めてみましょう。

それだけで、インド、メキシカン、イタリアンなど、エスニックな香りが演出できます。料理に合わせたブレンドができるようになれば、さらに楽しみが広がります。

また、**ブレンドすることを覚えると、健康面を考慮してスパイスを選ぶことも可能**になります。

たとえば、「肝機能が心配な人はターメリックを配合する」「胃腸が弱い人はコショウやコリアンダーを使ってみる」などです。

おいしくて健康的、そして、料理の楽しさも倍増するスパイスのブレンドにチャレンジしてみてください。

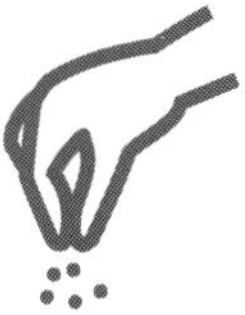

市販のスパイスを使ってブレンドに挑戦

ブレンドスパイス基本3種

具体的なスパイスのブレンド比率と、それを使ったレシピを紹介します。使用しているスパイスは、どれもスーパーで入手できる乾燥タイプです。

調理の前に小さじ1を基準に混ぜるか、大さじ1を基準につくり置きをしておくと使いやすいでしょう。

ブレンドしたスパイスを使えば、いつもの野菜炒めが「インド風」「メキシカン風」「イタリア風」などに変身します。

レシピを参考にして、いろいろなオリジナル料理にトライしてみてください。

インド風ブレンド――クミンとコリアンダーがベース

◎基本ブレンド1……クミン　コリアンダー　ターメリック（1：1：$\frac{1}{2}$）
◎基本ブレンド2……クミン　コリアンダー　クローブ　パプリカ（1：1：$\frac{1}{2}$：$\frac{1}{2}$）
◎辛味の効いたブレンド……基本ブレンド＋トウガラシ　ブラックペパー（$\frac{1}{2}$：$\frac{1}{2}$）

【インド風おすすめレシピ】本格スパイス・チキンカレー

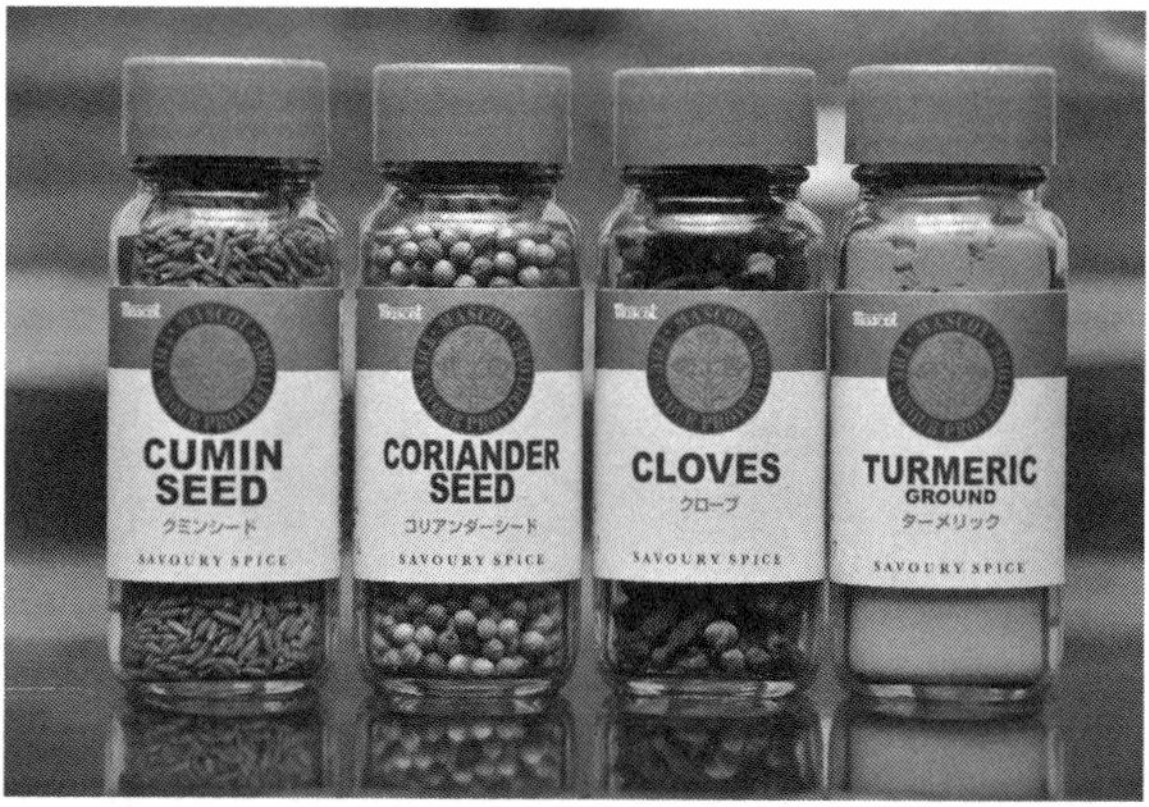

◎材料（2〜3人前）

鶏もも肉　300グラム／タマネギ　中1個／トマト　1個／オリーブオイル　大さじ4／水1リットル／ニンニク　2片／基本ブレンド1小さじ2／クミンシード　小さじ1／塩　小さじ1

◎つくり方

①タマネギをスライスする
②鶏肉は皮を取って一口大くらいにカットする
③鍋にオリーブオイル、みじん切りにしたニンニク、クミンシードを入れたら火にかける
④中火〜強火でタマネギを炒め、茶色くなって

きたらトマトを入れて混ぜる
⑤混ぜ合わせておいた基本ブレンドを入れて混ぜる
⑥鶏肉を入れる
⑦鶏肉に軽く火が入ったら水を入れて強火で煮込む
⑧15〜20分煮込む

メキシカン風ブレンド――パプリカで赤の色彩効果を演出

◎基本ブレンド……パプリカ　クミン　オレガノ（1：1：$\frac{1}{2}$）
◎辛味の効いたブレンド……基本ブレンド＋トウガラシ　ブラックペパー（$\frac{1}{2}$：$\frac{1}{2}$）

【メキシカン風おすすめレシピ】メキシカン焼き肉

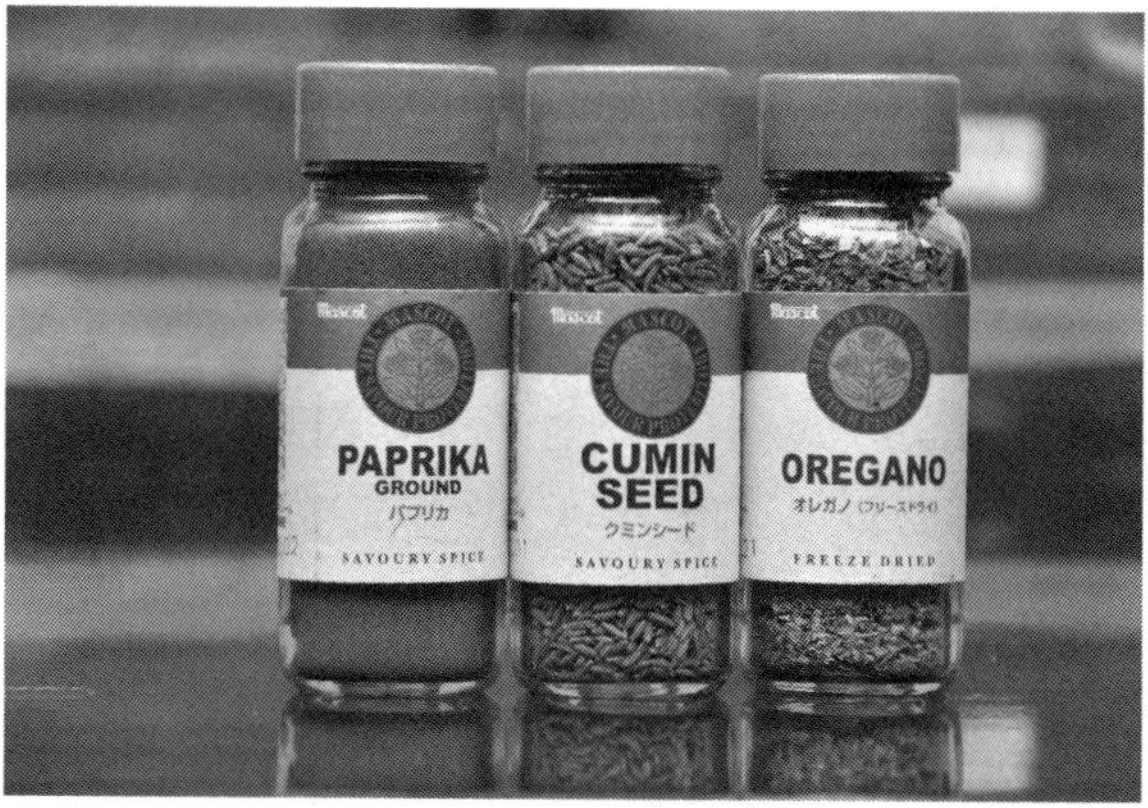

◎材料（2人前）

豚肉　200グラム／タマネギ　1/4個／キャベツ　適量／天ぷら粉　適量／オリーブオイル大さじ1〜2／クミンシード　小さじ1/2／ニンニク　1片／基本ブレンド　小さじ1／★ショウガすりおろし　小さじ1／★濃口醤油　大さじ2／★砂糖　大さじ1／★料理酒　大さじ2／★みりん　大さじ1

◎つくり方

①豚肉に天ぷら粉をまぶしておく

②フライパンにオリーブオイル、みじん切りにしたニンニク、クミンシードを入れて熱する

③豚肉を焼き、火が通ってきたら基本ブレンドを入れて混ぜる
④用意しておいたショウガ焼き用のタレ（★）を入れてからめる
⑤つけ合わせ用に千切りにしたキャベツと一緒に盛りつける

イタリアン風ブレンド——オレガノとバジルが決め手

◎基本ブレンド……バジル　タイム　オレガノ（1：1：1）
◎辛味の効いたブレンド……基本ブレンド＋トウガラシ（$\frac{1}{2}$）

【イタリアン風おすすめレシピ】チキンと蒸し野菜のイタリアンソース

◎材料（2～3人前）
鶏もも肉　200グラム／☆生のパプリカ（赤・黄）／☆ピーマン／☆ブロッコリ

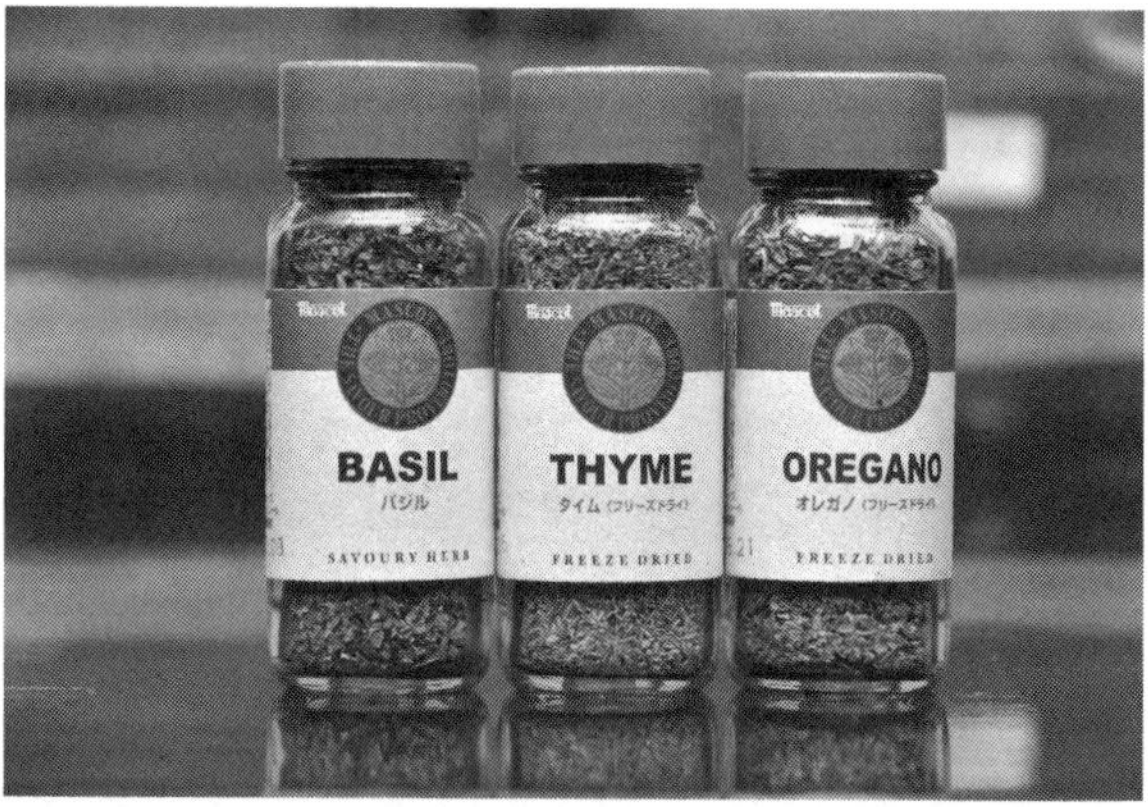

ー／☆カリフラワー／☆プチトマト／★無塩バター　40グラム／★基本ブレンド　小さじ$\frac{1}{4}$／★ローズマリー　小さじ$\frac{1}{4}$／★ニンニク　1片（みじん切り）／塩・コショウ　各適量／オリーブオイル　小さじ1

◎つくり方

①野菜（☆）を蒸しておく
②鶏もも肉を一口大にカットし、塩コショウする
③フライパンにオリーブオイルを熱し、鶏肉を焼く
④鶏肉に火が通ったら、野菜と一緒に盛りつけ

る
⑤ソースの材料（★）を鶏肉を焼いたフライパンに入れる
⑥出来上がったソースを鶏肉と野菜にかける

フランチ風ブレンド――ハーブ系のさわやかな香りが特徴

◎基本ブレンド……セージ　タイム　ローズマリー　マジョラム（1：1：1：1）

【フレンチ風おすすめレシピ】フレンチ風サーモンソテー

◎材料（3人前）
塩シャケ　3切れ／★無塩バター　40グラム／★基本ブレンド　小さじ1／★ニンニク　1片（みじん切り）／パプリカパウダー　適量／生パセリ　適量

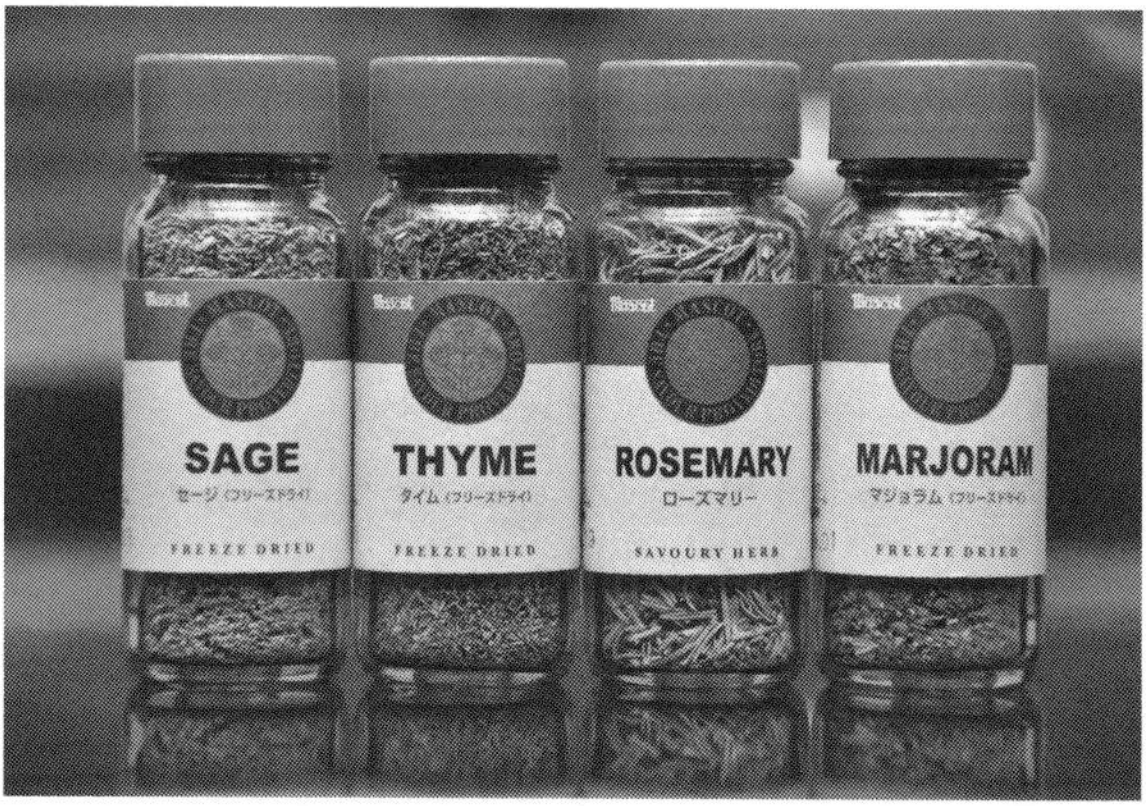

◎つくり方

①塩シャケをフライパンで焼き、皿に盛りつける
②ソースの材料（★）をフライパンに入れる
③バターが溶け、ニンニクの香りが立ったらシャケにかける
④彩りにパプリカパウダーとパセリのみじん切りを散らす

中華風ブレンド——独特のチャイニーズ・スパイス

◎基本ブレンド……クローブ　八角　シナモン（$\frac{1}{2}$：$\frac{1}{2}$：1）

◎辛味の効いたブレンド……基本ブレンド＋トウガラシ　サンショウ（花椒）（$\frac{1}{2}$）

【中華風おすすめレシピ】スパイスの風味豊かな豚の角煮

◎材料（3〜4人前）

☆豚バラ肉　400グラム／☆ショウガ　1個分（4センチ程度の大きさ）／☆ブラックペパーホール　10粒／☆長ネギ　青いところ（1本分）／☆水　適量／★醤油　大さじ4／★料理酒　大さじ3／★砂糖　大さじ2／★基本ブレンド（クローブ2個、八角1個、シナモン　1片※5センチくらい）

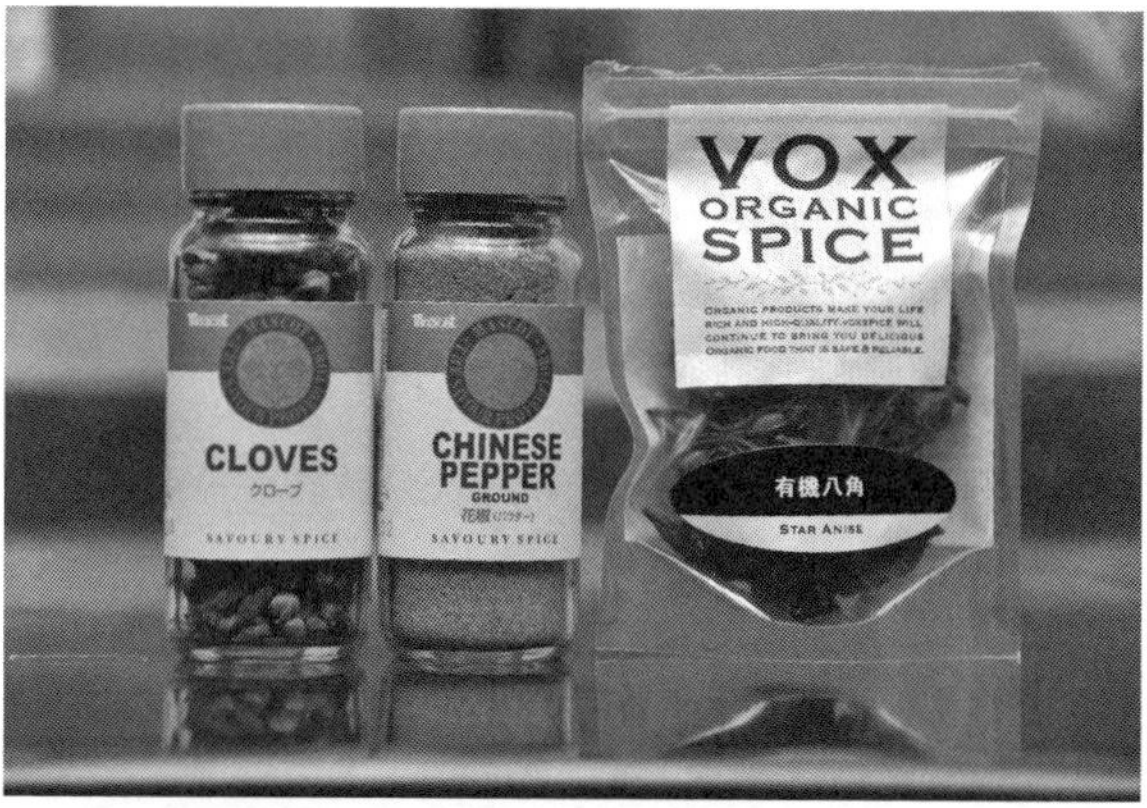

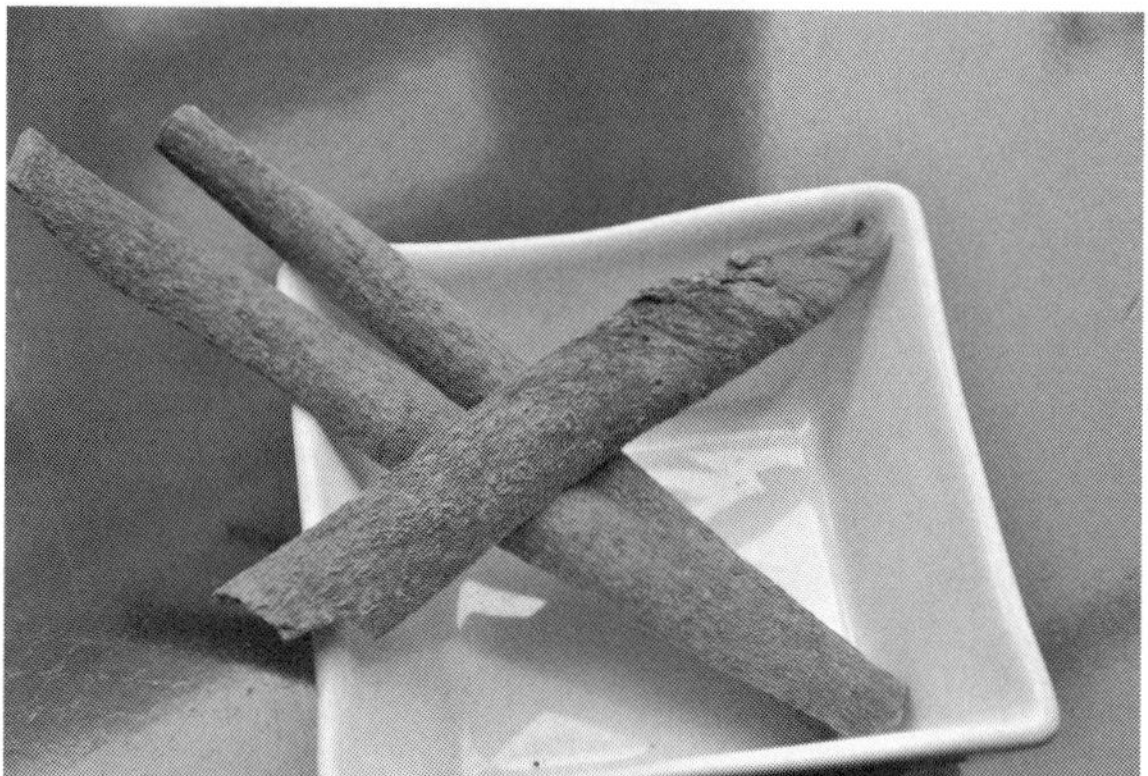

写真下はパウダーになっていない、ホール状のシナモン。必要な量を折って使う。

◎つくり方

①豚バラ肉は5センチ角にカット、ショウガは厚切りにスライスする

②☆をすべて鍋に入れて30分ほど煮る。水の量は豚肉がしっかりと浸るくらいに入れる

③★をボウルなどに入れて合わせる

④鍋に③を入れる

⑤煮汁がトロッするまで煮込んだら出来上がり

スパイスをブレンドする順序

インド、メキシカン、イタリアン、フレンチ、中華とスパイスの基本ブレンドとレシピを紹介してきました。

でも、実際にどのようにスパイスをブレンドしたらいいか、わからないという人のために手順を説明しておきましょう。

とはいっても、簡単です。つくりたいスパイスをスーパーで買ってきて、分量どおりに混ぜ合わせるだけです。ぜひ、試してみてください。

【1】市販のパウダースパイスを用意する。使い切りならレシピの分量、作り置きするなら大さじ1をベースに器に出す。

【2】つくりたい基本ブレンドの材料を出す。インド料理用なら、クミン、コリアンダー、ターメリック。

【3】スプーンで混ぜ合わせる。清潔な容器に保存しておけば手軽に使うことができる。

好みのときに合わせたブレンド・レシピ

インド	基本ブレンド1	クミン　コリアンダー ターメリック（1：1：1）
	基本ブレンド2	クミン　コリアンダー　クローブ パプリカ（1：1：1/2：1/2）
	辛味の効いたブレンド	基本ブレンド+トウガラシ ブラックペパー（1/2：1/2）
メキシカン	基本ブレンド	クミン　オレガノ パプリカ（1：1/2：1）
	辛味の効いたブレンド	基本+トウガラシ ブラックペパー（1/2：1/2）
イタリアン	基本ブレンド	オレガノ　バジル タイム（1/2：1：1/2）
	辛味の効いたブレンド	基本+トウガラシ（1/2）
フレンチ	基本ブレンド	ローズマリー　マジョラム タイム　セージ（1：1：1：1）
中華	基本ブレンド	八角　クローブ　シナモン （1/2：1/2：1）
	辛味の効いたブレンド	基本+トウガラシ サンショウ（花椒）（1/2）

【1】使用するスパイスを分量どおりにとる

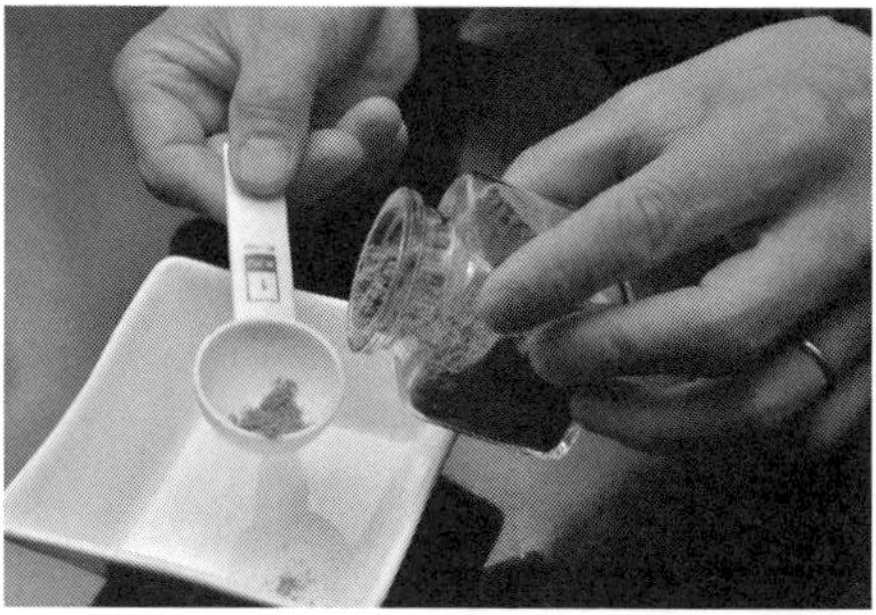

【2】3種類のスパイスが基本

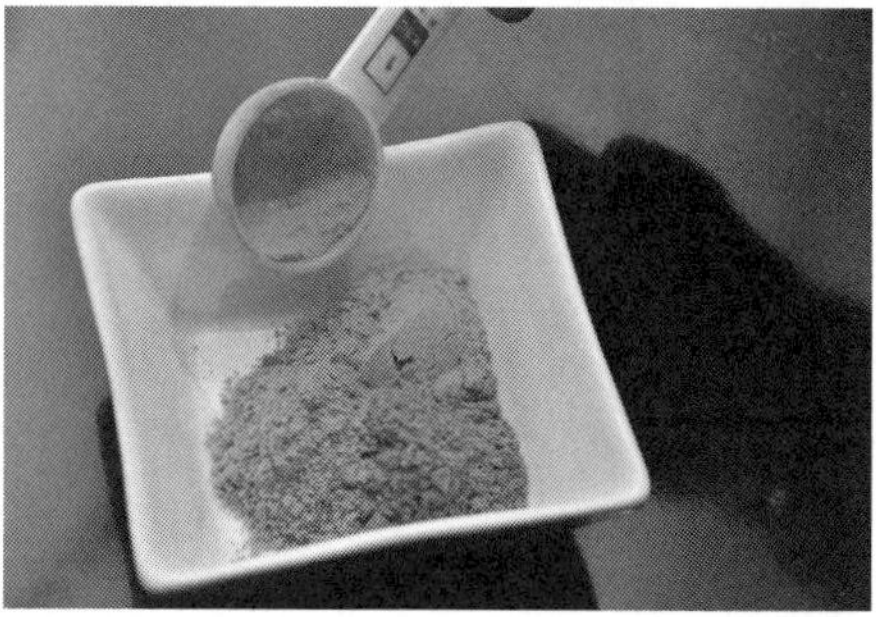

【3】混ぜ合わせる。多めにつくって瓶に保存してもOK

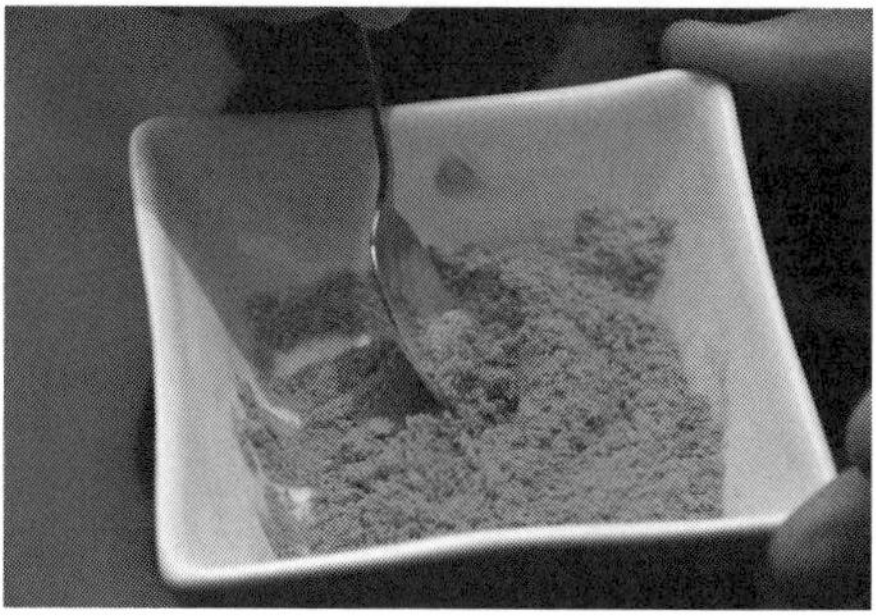

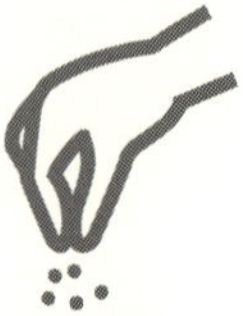

知っておきたい ホール、パウダー、フレッシュの使い分け

香りが強いホール・スパイスは、料理の初めに使う

スーパーのスパイス売り場に行くと、ホールとパウダー（粉）が販売されています。
ホールは葉や種、つぼみ、樹皮などスパイスの原型がそのまま残っている状態です。

一方パウダーは、それを粉砕して粉状になったものです。どのように使い分けをしたらいいか、考えてみましょう。

インドでは、スパイスはホールで売られているケースが多いようです。ホールのほうが香りが長持ちするので、たくさん買い置きをして少しずつ使うのに適しています。ブレンドをする場合も、ホールのまま必要な分量をすり鉢（乳鉢）に入れて粉にします。スパイスを使う際の基本といえます。

では、日本の家庭では、ホール状のスパイスはどのように使えばいいのでしょうか。香りの強いホールは、**料理の初めに使うスターター・スパイス**に向いています。フライパンや鍋に油をひき、ホール・スパイスを熱して香りを移すのです。

特にシード系のクミン、コリアンダー、カルダモン、八角は、この使い方に適しています。シードではありませんが、セージ、クローブ、ローレル（ベイリーブス）なども同じように使います。

パウダー・スパイスは、ブレンドして料理の途中で使う

それに対して**パウダーは調理の途中で使う**のが基本です。

シチューやトマトソースをつくるときは、**具材を入れて煮込み始めてからスパイスを加えます**。オレガノ、バジル、タイムの基本ブレンドスパイスを加えれば、イタリアンテイストになるわけです。

コショウ（ペパー）は、ホールをミルで挽いて使う場合もあります。基本的にはパウダーの使い方と同様ですが、より新鮮で強いペパーの香りを得ることができます。

パウダー・スパイスでも、**肉や魚の臭い消しに使う場合は、下ごしらえの段階で使います**。ナツメグ、セージ、コショウを肉にすり込んでおくと生臭さが消えます。バーベキューのときなど、あらかじめ準備をしておくとベストです。

インド料理に欠かせないブレンド・スパイスに、ガラムマサラがあります。シナモ

ン、クローブ、ナツメグ、カルダモン、クミン、ローレル（ベイリーブス）などを独自の配合で混ぜたもので、辛味はなく香りがいいのが特徴です。

ガラムマサラは、通常パウダーで流通していて、料理の仕上げに使うのが一般的です。ガラムマサラによって、インド料理らしい風味がぐっと増すわけです。

イタリア料理のカルボナーラは、皿に盛ってからブラックペパーをかけますね。フレッシュなペパーの香りを強調するためです。

生のハーブ系スパイスは、サラダの定番

フレッシュ（生）のハーブ系スパイスは、どのように使ったらいいでしょうか。

最もよく知られているのが、フランス料理に使うブーケガルニです。パセリ、タイム、ローズマリーなどのスパイスを花束のように紐で縛って鍋の中に入れ、香りをつけます。ブーケは「花束」、ガルニは「つけ合わせ（ガーニッシュ）」という意味です。

これもブレンドの一種といえますね。

紐で縛るほかにガーゼの袋のなかに入れる方法もあります。いずれにしても、香りがついたら鍋から取り出します。

生のハーブ系スパイスは、魚の香草焼きの定番でもあります。魚の生臭さを消し、料理を爽快に仕上げてくれます。ブーケガルニと同じブレンドが一般的ですが、コリアンダーなどを使うとエスニックな香りになります。

ハーブはサラダの材料としてそのまま使うこともできます。

パセリ、タイム、ディル、バジル、コリアンダーなど、すでに愛用している人も多いでしょう。最近ではスーパーの野菜売り場にハーブの品揃えが増えました。いくつかのハーブを皿の上でブレンドして、さわやかな香りを楽しんでください。

また、プランターや鉢で栽培すれば、自家製のハーブが気軽に使えます。部屋のデコレーションにもなりますので、チャレンジしてみてください。

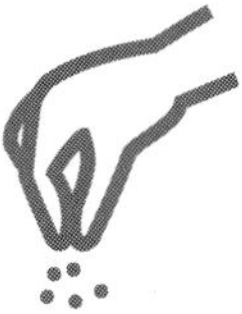

無駄なく有効に！使いかけのスパイス活用法

簡単にできるハーブオイル、ハーブ酒

ハーブ系スパイスの葉をサラダに使ったら、**茎や枝をオリーブオイルに漬けてハーブオイル**をつくりましょう。

バジル、ローズマリー、パセリ、タイムなど、スーパーで手に入るハーブを使えば簡単にでき、何種類かを混ぜれば、オリジナルの香りを楽しめます。ニンニク（ガーリック）を漬けたガーリックオイルは、いろいろな料理に使える万能オイルです。ヨーロッパの国々では、ピザやトーストにオリーブオイルをかけて食べます。そんなときも自家製ハーブオイルなら満足度が高いでしょう。

オリーブオイルの代わりにお酒にハーブを漬ければ、ハーブ酒ができます。

もともと、リキュールにはハーブが香りづけに使われています。たとえば、ベルモットにはマジョラム、セージ、コリアンダー、ショウガなど。ジンにはコリアンダーとジュニパーベリー、ジャガイモを原料にした北欧の蒸留酒、アクアヴィットにはアニス、フェネル、ディル、キャラウェイが使用されています。

家庭でハーブ酒を楽しむには、**ホワイトリカー**を用意します。適当な大きさの瓶にホワイトリカーを入れ、サフラン、シナモン、クローブ、カルダモンなど好みのスパイスを漬ければ完成です。このときには**ホール・スパイスを使うのがコツ**です。

漬けていると香りが強くなりますので、最初は少量で試して適量を見つけるようにしてください。

パプリカで赤いバターをつくる

日常的に使っている食材にスパイスで色を足してみましょう。

バターにパプリカ・パウダーを足すと、赤いバターができます。パプリカは味、香り共に弱いので、バターの風味を損なうことなく鮮やかな色を楽しめます。また、パプリカが持つ健康上のメリットも期待できます。

同じようにマヨネーズにパプリカを足すのもおすすめです。お弁当のおかずに赤いマヨネーズがかかっていたら、子どもたちの食欲も増進しますよ。

着色作用が楽しめるスパイスには、パプリカのほかにサフランやターメリックがあります。アイデアを生かして使ってみてください。

プロがやっている、劣化しないスパイス保存術

スパイスの健康効果と使い方についていろいろな角度から考えてきました。最後にスパイスの保存法について触れておきましょう。

せっかくスパイスを買ったのに使い切れずに無駄にしてしまったという話をよく聞きます。

スパイスは腐るものではありませんが、**空気に触れると劣化して香りや風味が落ちていきます**。

特にパウダーは劣化しやすく、賞味期限は1年前後に設定されています。開封したスパイスは、できれば半年くらいで使い切りたいものです。

スパイスを長持ちさせたいならホールを買って、使うたびにミルで挽くといいでしょう。ホールであれば2～3年は風味が持続します。

スパイスは光にも弱いので、不透明な容器に入れて冷暗所で保管してください。暖かいところ、湿気の多いところに置くと、カビが生える心配も出てきます。

冷蔵庫に入れる人もいますが、温度差を経験させると結露が生まれます。結露はスパイスの劣化を早めます。また、湿気から凝固の原因にもなります。**冷蔵庫ではなく食料貯蔵庫などがベスト**です。

もし、香りが落ちてしまったら、いつもより多めの分量で使用するか、熱を加える料理に使うとカバーできます。

スパイスはなるべくいい状態で保管して、独特の風味を長く楽しむようにしてください。

〈著者プロフィール〉

川田洋士（Hiroshi Kawata）

スパイスコーディネーターマスター（スパイスコーディネーター協会認定）。GARAentra株式会社代表取締役。1973年6月3日東京生まれ、湘南育ち。

実家のレストラン、都内イタリアンレストラン料理の修行をした後、1998年、湘南で超人気レストラン「GARA中海岸」に入社。

スパイスの奥深さに魅せられ、以来、約20年に及ぶスパイス研究を行なっており、超人気スパイス料理店のオーナーをしながら、スパイスコーディネーターマスターとして、業界内外でのスパイスのさらなる普及と、使用法の啓発、新しい活用法、楽しみ方などの指導も行なっている。年2回、インドのスパイス生産者の元を訪れる。「湘南のスパイス王」と呼ばれ、スパイス料理界のカリスマ的存在。ビジョンは、「日本にスパイス文化を浸透させ、スパイスで世界をつなぐ」。


〈監修者プロフィール〉

武政三男（Mitsuo Takemasa）

スパイスコーディネーター協会理事長。同協会専任教授。株式会社スパイススタジオ代表取締役社長。スパイスコーディネーターマスター（スパイスコーディネーター協会認定）。

スパイスの商品開発のアドバイザーや販促企画のコンサルタント業務を展開。大学、調理師・栄養士専門学校、高校など多数で非常勤講師を勤務するかたわらスパイスの使用法、活用法、楽しみ方の提案などを行なえる指導者の育成と、健全なる業界の発展を目的とした啓発活動を行なっている。スパイス関連の著書も多数あり、国内はもちろん欧米諸国の研究者にも高く評価されている。日本におけるスパイス研究の第一人者。

スパイス活用超健康法

2018年8月21日　　初版発行

著　者　川田洋士
監修者　武政三男
発行者　太田　宏
発行所　フォレスト出版株式会社
〒162-0824 東京都新宿区揚場町2-18　白宝ビル5F
電話　03-5229-5750（営業）
03-5229-5757（編集）
URL　http://www.forestpub.co.jp

印刷・製本　中央精版印刷株式会社

ISBN978-4-89451-995-4　Printed in Japan